2020年苏州市科普专项资金资助项目

辐射与健康科普丛书

总主编　柴之芳

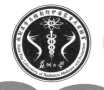

HE GONGYE YINGYONG

"核"工业应用

主编　孙　亮　万　骏

苏州大学出版社
Soochow University Press

图书在版编目(CIP)数据

"核"工业应用 / 孙亮,万骏主编. —苏州:苏州大学出版社,2021.7

(辐射与健康科普丛书 / 柴之芳总主编)

ISBN 978-7-5672-3382-9

Ⅰ.①核… Ⅱ.①孙… ②万… Ⅲ.①电离辐射—辐射防护 Ⅳ.①R14

中国版本图书馆 CIP 数据核字(2020)第 214208 号

书　　名:"核"工业应用
主　　编:孙　亮　万　骏
责任编辑:征　慧
装帧设计:吴　钰
出版发行:苏州大学出版社(Soochow University Press)
社　　址:苏州市十梓街 1 号　邮编:215006
印　　刷:苏州市越洋印刷有限公司
邮购热线:0512-67480030
销售热线:0512-67481020
开　　本:787 mm×1 360 mm　1/24　印张:5.25　字数:94 千
版　　次:2021 年 7 月第 1 版
印　　次:2021 年 7 月第 1 次印刷
书　　号:ISBN 978-7-5672-3382-9
定　　价:33.00 元

若有印装错误,本社负责调换
苏州大学出版社营销部　电话:0512-67481020
苏州大学出版社网址　http://www.sudapress.com
苏州大学出版社邮箱　sdcbs@suda.edu.cn

"辐射与健康科普丛书"
编 委 会

电离辐射无处不在，从宇宙射线到核武器爆炸，从绚丽多彩的极光到核能发电，从辐照食品到医疗照射，都有电离辐射的踪迹。可以毫不夸张地说，没有电离辐射，人类文明将无法发展到今天的地步。然而，一谈到电离辐射，人们首先想到的却是核辐射，随之而来脑海中便浮现出1945 年美国在日本广岛和长崎引爆的两颗原子弹所引起的惨状，抑或是 1986 年苏联切尔诺贝利和 2011 年日本福岛核电站核事故的灾难场面。

大众传媒对核辐射引起的破坏性的报道、核污染的长期影响以及国内辐射科普教育的不足，使大众对核辐射的恐惧心理达到了谈"核"色变的地步。目前，我国关于电离辐射的科普书籍还较少，相关科普信息在网络上有一些，主要是政府部门（如疾病预防控制中心、核与辐射安全中心等）发布的电离辐射生物效应与防护措施等相关信息，内容多集中在核电、医疗照射、工业探伤、安全检查等实际应用的安全防护措施上，对其基础科学原理涉及较少。

"辐射与健康科普丛书"（以下简称"丛书"）是由放射医学与辐射防护国家重点实验室组织相关专家编写的一

套适合大众阅读的科学普及读物，共有 8 个分册，分别是《从"核"而来》《电离辐射从哪来》《辐射对健康的影响》《医用辐射那些事》《"核"工业应用》《核能的奥秘》《核与辐射事故》《我身边的辐射》，是国内首套系统地介绍辐射与健康知识的科普书籍，具有基础性和通俗性。丛书在内容上安排合理，知识点覆盖广泛，能够让读者，尤其是青少年读者对电离辐射有一个比较全面而细致的了解。丛书将电离辐射的基础知识以问答的形式展现出来，既达到了科普教育的目的，同时也使原本专业性较强的自然科学知识变得通俗易懂。本套科普丛书最大的特色是图片结合文字的表述形式，大大增强了趣味性和可读性，使这套丛书适宜的读者人群扩大到中小学生群体，提高了其社会价值。相信这套丛书将会为我国核科学科普教育事业做出应有贡献，同时也会有利于我国核与辐射事业的可持续发展。

由于该领域知识内容庞杂，本套丛书无法介绍得面面俱到，读完后读者们不可能对辐射的一切了如指掌，但是肯定会了解足够的基础知识，并能够对辐射与健康的关系有更好的理解。本套丛书有助于读者科学、合理地判断辐射对健康的影响和辐射的风险，使大家对辐射的正负效应有客观的认识。

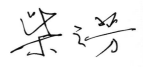

（中国科学院院士）

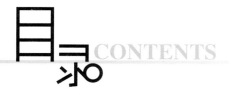
目录 CONTENTS

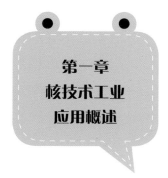
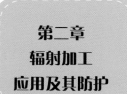

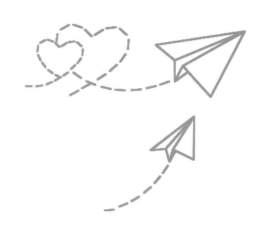

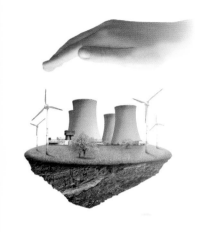

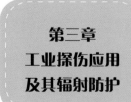

第三章
工业探伤应用
及其辐射防护

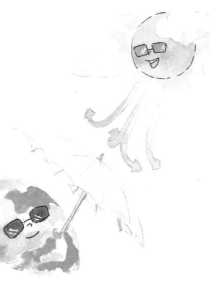

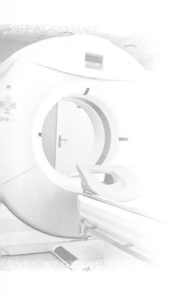

第四章 核仪器仪表及其他应用装置

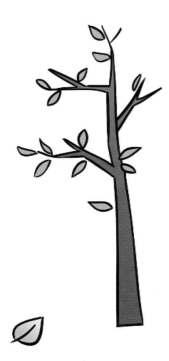

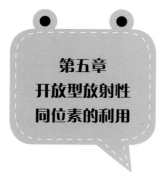

第五章
开放型放射性
同位素的利用

1. 放射性同位素示踪技术的基本原理是什么？

2. 放射性同位素示踪技术与传统的示踪技术相比较有什么特点？

3. 用于示踪实验的放射性同位素要符合哪些要求？

4. 放射性同位素示踪技术在工业上的最大优势是什么？

5. 你知道氪 −85 放射性气体的污染防治及安全管理措施有哪些吗？

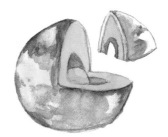

第一章
核技术工业
应用概述

核技术的利用，从本质上说是对辐射能量的利用；从技术上说是对辐射的穿透性、辐射与物质相互作用方式和能量沉积特点进行的有针对性的应用。核技术工业应用是核技术应用中非常重要的一个方面。随着社会的飞速发展，核技术工业应用的新方向和新技术层出不穷。在产品和功能上，当今的核技术工业应用越发呈现紧密结合人们实际需求的趋势。

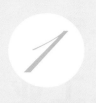

我国当今核技术工业应用现状如何？

我国核技术工业应用起步于 19 世纪 50 年代，经历了科研开发的起步阶段、应用开发的产业化阶段以及快速发展三个阶段，现在已经形成了具有一定规模和水平、较为完整的体系。截至 2018 年年底，我国至少有 400 家单位直接从事核技术应用研发与生产。核技术工业应用的份额在核技术应用总额中占比超过 50%，应用单位至少有上千家，为全社会提供了近 10 万个就业岗位。核技术发展迅速，年产值超过 3 000 亿元，在提高人民生活水平、促进社会经济发展方面发挥了不可替代的作用。但相比于发达国家，我国核技术工业应用产业的产值在国民经济中占比不到 4‰，与发达国家相比还很低，这说明我国核技术工业应用行业蕴藏着巨大的潜力。

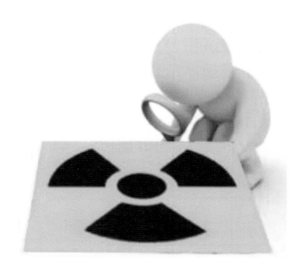

我国核技术工业应用主要包括哪些方面?

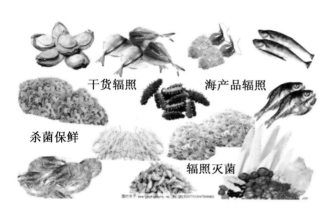

干货辐照　　海产品辐照

杀菌保鲜

辐照灭菌

核技术工业应用主要有三个方面：工业辐照、核子仪与放射性测量、工业射线探伤。

工业辐照加工通常包括 γ 辐射加工（以钴-60 和铯-137 为辐射源）和电子加速器辐射加工（以电子束和 X 射线为辐射源）。我们常用辐照装置对物质进行消毒，如医院对医疗产品、血液产品、药物产品的消毒，食品厂对食品进行保鲜，聚合物材料的合成等。

核子仪为连续分析或过程控制提供实时数据。常用的核子仪有核子密度计、测厚仪和料位计。

工业射线探伤是对一个部件或产品进行非破坏性检验的过程，如 CT 技术、康普顿散射成像技术、数字射线照相技术、辐射数字成像技术。

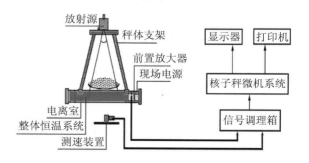

放射源　　秤体支架
　　　　　前置放大器
　　　　　现场电源
显示器　打印机
核子秤微机系统
电离室
整体恒温系统　　信号调理箱
测速装置

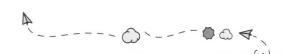

我国工业电子加速器发展
经过了怎样的历史？

我国电子辐照加速器技术起步于 20 世纪 60 年代，现已取得了长足的进步。电子辐照加速器装置数量增长迅猛，已具备相当规模，并以很高的性价比赢得了欧美等国际市场的青睐。我国电子辐照加速器主要研制单位有 10 多家，这些单位成功研发了不同类型、多能量段的加速器数十种，基本满足国内需求。

国产电子辐照加速器性能得到了国际认可，部分产品出口海外。

从产业发展方向来看，工业用电子加速器的应用已从过去单一的辐射交联生产线缆与热缩材料，向辐射化工、烟气脱硫脱硝、大型工业 CT、辐射灭菌灯等多方面应用发展。

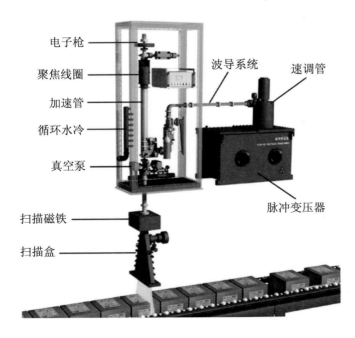

- 电子枪
- 聚焦线圈
- 加速管
- 循环水冷
- 真空泵
- 波导系统
- 速调管
- 脉冲变压器
- 扫描磁铁
- 扫描盒

辐射与健康科普丛书

「核」工业应用

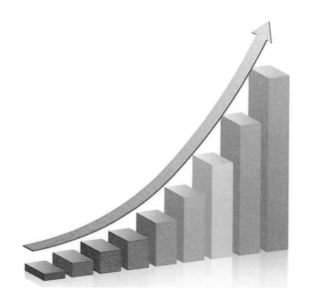

我国核技术工业应用未来发展趋势是什么样？

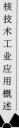

　　从应用趋势上看，我国核技术工业应用瞄准国际前沿市场，注重将核技术与生命科学、环境科学、材料科学与信息技术相结合，拓展核技术发展的空间，构建核技术应用的平台。我国应借鉴发达国家的成功经验，努力改变核技术应用产业规模小、装置水平低、人员素质不高、市场份额小等现状，适度整合，优势互补，努力实现我国核技术工业应用的规模化和集约化。

　　从技术发展趋势上看，我国核技术工业应用的主要发展方向是在辐照材料改性、辐照加工服务、辐射技术装备、公众健康、公共安全、环境保护等方面形成一定的产业规模。

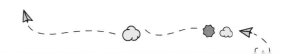

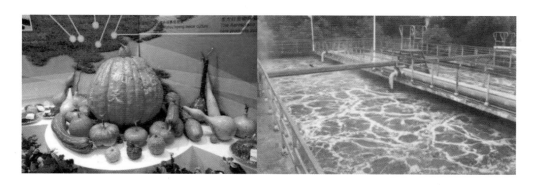

核技术除了在工业方面有着诸多应用外，在农业、环境污染治理和医学中也有重要的应用。

核技术在农业中的应用：经过探索、研究和应用，目前核技术已经在辐射诱变育种、虫害防治、食品贮藏保鲜等方面有着较为成熟的应用。

核技术在环境污染治理中的应用：核技术已广泛应用于环境污染治理。利用辐照处理污染废水和其他生物废弃物与传统方法相比有显著优势，如不会造成二次污染。

核技术在医学中的应用：核技术在现代医学中有十分广泛的应用，在疾病的诊疗中起着非常重要的作用，形成了放射诊断学、放射治疗学等新型学科。

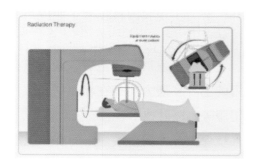

第二章
辐射加工应用及其防护

　　辐射加工，又称工业辐照，是核技术工业应用中的重要组成部分。它是利用电离辐射与物质相互作用产生的物理效应、化学效应和生物效应，对物质和材料进行加工处理的一种核技术。辐射加工的核心是对辐射能量的大小、沉积速率以及沉积部位的选择和应用，其目标是产生或诱发被照射物料出现人们期望的性质改变，如变性或纯化等，这些新产品往往具有很大的实用价值和应用价值。下面，我们一起深入辐射加工的世界，展示其技术优点、产品特性，以及了解其开发应用中的防护与安全。

你知道用于辐射加工的装置有哪几种吗?

辐射与健康科普丛书

"核"工业应用

经过辐射加工后，被照物体的品质或性能得到改善。辐射加工的辐射装置一般是指 γ 辐照装置和电子束加速器。其中 γ 辐照装置使用的放射源应具备放射性活度高、射线稳定、半衰期长、辐射穿透力强、产品适应性好、适用于工业化生产等特点。

钴60、铯137放射源满足上述特性，是辐射加工技术研究及应用的主要放射源。

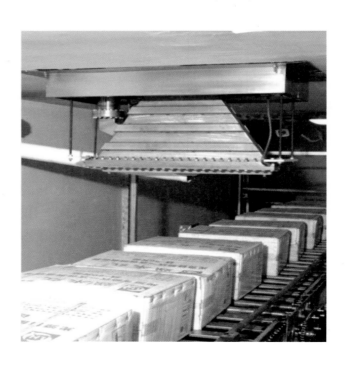

你知道辐照交联技术的原理及其在电缆生产应用中的优点吗？

电线电缆工业是机械、电力和电子工业的一个极其重要的组成部分。随着现代化进程的不断发展，各个行业都对电线电缆提出了更高的要求。

辐照交联技术是指通过化学方式（如加入交联剂）或物理方法（如辐照）来实现大分子的交联反应，使线性聚合物变成具有三维空间网络结构的聚合物的技术。

结合辐照交联技术与阻燃技术，所制得的线缆材料具有优良的阻燃性、高耐热性、优秀的物理机械性。通过辐照交联反应可提高聚合物的成炭性，进而提高其阻燃性。

辐射交联技术应用于辐照电缆生产领域的优点如下：

（1）降低成本。电缆生产厂可直接使用 DH-125 功能母粒子等材料，比从市场采购的化学、辐照交联聚乙烯电缆专用料粒子价格便宜 1 500～3 000 元／吨。

（2）节约时间。电缆生产厂采购化学、辐照交联聚乙烯电缆专用料粒子需要先询价再订购，生产、运输需要一周左右的时间周期。如果用 DH-125 功能母粒子，在确定生产计划后，准备 5 分钟后就可直接进行电缆生产。

（3）电缆生产厂可自己调节品种和软硬度。DH-125 功能母粒子，不但能加入普通聚乙烯 PE 粒子中，也可加入不具备交联性的普通电缆料粒子中，使原本不具备交联性能的普通塑胶电缆粒子变为交联塑胶粒子。

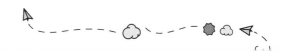

γ 辐照装置和电子束加速器是不是都可以用于电线电缆的辐射加工？

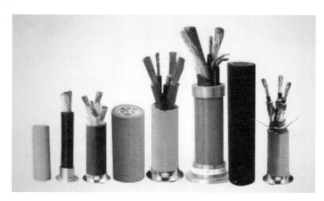

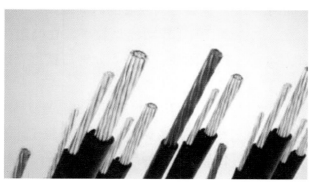

聚合物的辐射加工所用的辐射源有两类，分别是放射性同位素 γ 辐射源和电子加速器产生的电子辐射源。

虽然 γ 辐射源具有较高的穿透能力，但不适用于电线电缆辐射加工。在电线电缆工业中，实际采用的辐射源是电子束加速器，它可提供比 γ 辐射源高得多的剂量率，辐射加工可在短时间内完成，更有利于电线电缆的连续加工。

电线电缆产品一般为圆形结构，主要由聚合物绝缘层与金属导体组成。在实际工业电缆的受照过程中，单面辐射不能使电缆获得均一的剂量分布，你知道这是为什么吗？一方面，金属线芯的存在，遮蔽了金属下面的绝缘层，使这部分绝缘层吸收的剂量比其他部分低；另一方面，金属表面的反射电子会导致线芯上面绝缘层的吸收剂量有某种程度的增加。单面辐射永远不能获得均一的剂量分布。

实际上，电线电缆绝缘层的辐射加工是通过两面或多面辐照实现的，以便使吸收剂量均匀分布。

你知道单面辐射不能使电缆获得均一剂量分布的原因吗？

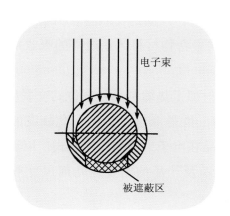

电子束

被遮蔽区

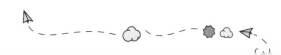

5

在利用辐射技
术加工热缩材
料的时候，最
重要的因素是
什么？

小贴士 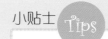 Tips

管形制品的交联度分布不均，会导致加热扩张产品的偏壁（即厚薄不均）现象，这在辐射加工过程中是要尽力避免的。

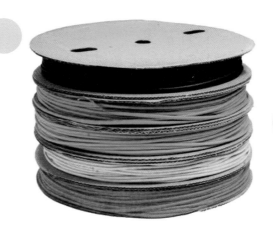

热材料的交联结构与产品质量是密切相关的，交联度亦影响下一道加工工序（扩张或拉伸）和产品的热收缩性能（收缩力、残留变形率）。产品的交联度取决于吸收剂量 D，不同聚合物材料体系所需的吸收剂量是不同的。

辐射加工热缩制品各部位的交联度（或 D）的均一性是非常重要的。交联度的均一性与产品在电子束下的传输方式、束流电子的能量以及产品的密度、几何尺寸等因素有关。

6 你知道辐射交联法与化学法的优缺点吗?

1931 年，瑞典人发明了泡沫聚苯乙烯，并于 1935 年在美国获得专利。1940 年，德国人发明了聚氨酯泡沫塑料，并在第二次世界大战中首次用于军用飞机。1958 年，美国某公司利用挤出法发明出高发泡的聚乙烯，但是利用挤出法只能生产出较薄的片材。20 世纪 60 年代初，该公司又发明了聚乙烯的化学交联方法，用来提高聚乙烯熔体强度，同时采用化学发泡剂生产大块的聚乙烯泡沫。20 世纪 60 年代中期，日本有两家公司分别独立开发出了用辐射交联的方法生产的聚乙烯泡沫。如今，利用化学法与辐射交联法生产出的泡沫在市场上占有几乎相同的份额。

辐照装置中的电子加速器需要较高的投资，化学交联法所用的设备简单，投资较小。辐照法随产量的增加其成本快速下降，当每月的产量超过 100 吨时其生产成本与化学法基本相同。辐射交联法可以生产连续的长片材和管材，产品的质量好，色泽洁白，泡孔细密，有皮层结构。化学法投资风险小，可以生产大块的产品。

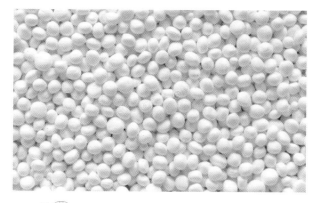

7 你知道生产交联聚乙烯泡沫的工艺流程吗？

据统计，1999 年日本辐射交联聚乙烯泡沫塑料的年产量已达 15 000 吨。20 世纪 70 年代，联邦德国 BASF 公司又发明了注射成型聚烯烃泡沫塑料。目前聚烯烃泡沫材料已经成为继聚苯乙烯和聚氨酯后的第三大泡沫塑料品种。我国市场上的泡沫聚烯烃产品有两大品种：一种是不交联的直接挤出产品，另一种是用过氧化物交联的产品。

生产交联聚乙烯泡沫的工艺流程是：

（1）称量聚合物基材、助剂和发泡剂。

（2）混料，可以用开炼和密炼机进行。

（3）成型，挤出片材或管材。

（4）交联，化学法用加热或水交联，辐射法则用电子束加速器辐照。

（5）加热发泡。发泡炉有立式和卧式两种，这两种炉子都已实现了产业化。

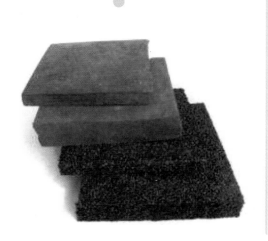

化学硫化制品中含有硫，不适用于特种医学和高性能机电产品制造业。在焚烧废旧制品时会形成 2.5% 的二氧化硫，二氧化硫是污染环境、形成酸雨的原因之一。另外，化学硫化制品中可溶性蛋白质含量较高，已有导致人体过敏反应的报道，为此，美国食品和药品管理局 (FDA) 在 1999 年 7 月 30 日发出的致医用手套工业的公告中，提出了每只医用手套中可溶性蛋白质含量应小于 1 200 μg 的规定。目前工业上采用的氯化处理尽管对降低可溶性蛋白质的含量有效，但也会产生影响环境的氯化废水。同时，化学硫化时所加的硫化促进剂在硫化过程中将生成少量的亚硝胺，它是公认的致癌物质，有关国家对乳胶制品中亚硝胺含量已提出了严格的限制标准。基于上述化学硫化的弊端，国内外相关部门的学者，一直致力于寻找替代的方法，辐射硫化应运而生。

辐射硫化与化学硫化相比，其制品有如下优点：① 不含亚硝胺；② 不含硫，适合特殊行业使用，废旧制品焚烧时不产生二氧化硫，灰烬量少，有利于环保；③ 透明度和柔软性较好；④ 低细胞毒性；⑤ 水溶性蛋白质含量低；⑥ 在空气和光照下易被降解。

你知道"辐射硫化"与"化学硫化"相比，它的优势是什么吗？

辐射硫化的制造工艺是什么？

1996 年，马来西亚核技术研究所已成功建成了最大装源能力为 37 PBq 的 ^{60}Co 辐照装置。

1999 年，日本原子能所高崎辐射化学研究所建成了用于辐射硫化的低能电子加速器装置。这台低能加速器的电压为 250 kV，束流为 10 mA。2002 年，该所从俄罗斯引进一台电压为 300 kV，束流为 35 mA，功率为 10.5 kW 的低能电子加速器。

对比 ^{60}Co 和电子加速器这两个辐照工艺，^{60}Co 辐照工艺较为成熟，^{60}Co 所产生的 γ 射线贯穿能力强，辐照容器易于设计和制作，这是它的优点；但是 ^{60}Co 的半衰期为 5.26 年，需不断补充 ^{60}Co，而且需要厚的屏蔽，运行成本较高。而电子加速器电子的贯穿能力较差，辐照容器需特殊设计，但它无需厚的屏蔽，操作安全，运行成本较低。

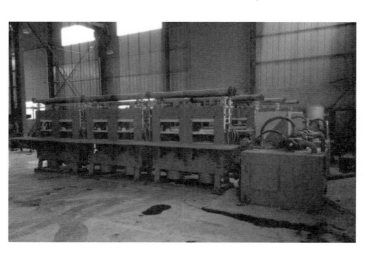

灭菌是指使产品无活微生物的过程。在灭菌加工过程中，微生物的死亡遵循指数函数的规律，任何单件产品上微生物的存活率可用概率表示，该概率可以很小，但不可能低至 0。该概率可用无菌保证水平 (SAL) 表示。对医疗保健产品的灭菌是十分必要的。

（1）辐射灭菌

辐射灭菌是指利用 ^{60}Co 或 ^{137}Cs 发生的 γ 射线，能量低于 5 MeV 的 X 射线和 10 MeV 以下的电子束等电离辐射装置对医疗保健品进行以灭菌为目的的辐射处理。

（2）辐射灭菌法的优点

辐射灭菌法与化学灭菌法、高压蒸汽灭菌法相比，具有节省能源、不污染环境、操作安全、可对包装物品和热敏材料进行灭菌、可实现连续自动化生产等优点。经辐射灭菌的产品，其安全性能和卫生质量已得到保证，消除了人们的担忧，从而使社会效益日益明显，经济上更有竞争力。因而，该项产业已成为辐射加工中发展较快、应用十分成功的领域。

你知道辐射灭菌的工作原理和优点吗？

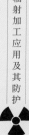

"核"工业应用

医疗保健产品辐射灭菌工艺应遵循国际标准和国家标准。这些标准在规范和指导医疗保健产品辐射灭菌的实践中发挥了重要的作用。

规范的辐射灭菌的确认有以下几步：

（1）第一步是灭菌剂量的选择及验证

灭菌剂量是指达到所需无菌保证水平（SAL）的吸收剂量。对给定的剂量，微生物的存活是由微生物的数目、灭活微生物的种类、辐照剂量及辐照时微生物所处的环境决定的。SAL 的选择是由产品的使用目的来确定的：与受损伤组织接触的用品，选择 10^{-6}，即一百万件产品中可能存在活微生物的概率为

1；不与受损伤组织接触的用品，选择 10^{-3}。

（2）第二步是安装鉴定

安装鉴定是辐照装置投入运行前必须完成的程序，这是一项基础性的工作。该项工作的具体内容在国家标准中已有详细的描述，即建立设备文档、设备的测试和校准、辐照装置剂量分布图等。

（3）第三步是加工确定

加工确定是针对客户的特定的产品，在参照安装鉴定的结果后，确定加工的装载模式和运行工艺参数（指计时器设定、照射时间及剂量测定）的过程，它是实施辐射加工前必须执行的程序。

（4）第四步是日常加工控制

在执行加工确认程序后，即可对客户的产品进行日常加工。

（5）第五步是确认的保持按照国家标准的规定，确认的保持主要包括以下三个方面。

① 辐射装置再确定：若辐射装置内发生影响剂量分布的改变，应重复部分或所有的安装鉴定程序。

② 再次做加工确定：当辐照装置内发生了影响剂量分布的改变，应再次做加工确定。③ 灭菌剂量审核：当产品的初始带菌数或菌种发生任何明显改变时，应进行灭菌审核；若无改变，则审核至少每三个月进行一次。

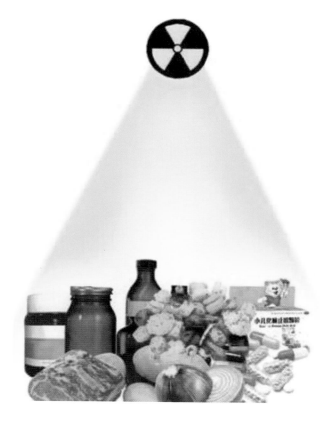

12 加速器电子束辐射净化烟道气技术的特点有哪些?

辐射与健康科普丛书

核工业应用

工业三废是工业生产过程中排出的废气、废水、废渣的简称。工业废气是指工业生产过程中排放出的各种不再具有利用价值的气体,包括烟尘、刺激性气体及其他有害气体。工业废水是指工业生产过程中排放出的经过使用而退出循环系统的,含有各种有机物、无机物的污水。工业废渣是指工业生产过程中排出的固体废弃物,包括矿业废渣、冶炼废渣、煤灰渣及工业垃圾等。用辐射法处理工业三废,目前发展最快的是用加速器电子束辐射净化烟道气技术。1989 年,中国科学院上海原子核研究所建立了中国第一套电子束辐射烟气脱硫脱硝实验装置。

综合国内外许多研究机构和企业十多年来逐步工业化试验的经验,应用加速器电子束辐射净化烟道气技术的主要特点是:

① 可同时净化烟道气中的 SO_2 和 NO_x，且净化效率高，这是湿石灰淋洗、选择性催化还原方法所无法比拟的。

② 工艺过程属于干式方法，不会造成二次污染。

③ 净化系统操作简便，流程易于控制。

④ 占地少，一次性投入运行成本低。

⑤ 副产品是农业肥料，有较好的经济回报，有利于资源综合利用。

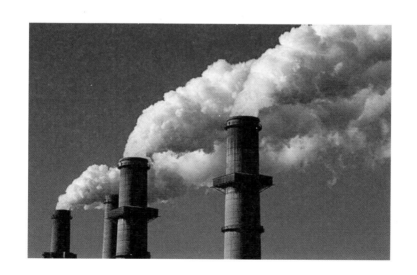

13 你知道净化烟道气反应机理是什么吗？

辐射与健康科普丛书

"核"工业应用

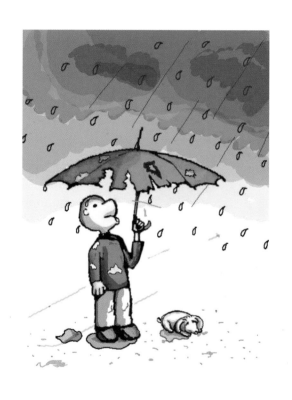

众所周知，由燃煤锅炉、冶炼厂熔炉等排放出的烟道废气含有大量有害的 SO_2 和 NO，未经处理的烟道废气，在大气中通过化学反应转化成高价氧化物，进而形成硫酸和硝酸，以酸雨形式积聚返回大地，对地球环境和生物造成严重污染和辐射。

辐射净化反应机理就是将烟道废气在大气中的光化学反应过程人为地限定在某一可控的有限空间内进行，同时加入反应剂使硝酸和硫酸转化为具有经济价值的化肥。

污泥总是与污水问题一起出现，如沉淀在城市下水道中的固体污泥，积存在被污染河床上深达近 1 米的污泥，以及废水处理厂中的生化污泥。禽畜牧场每年也会产出大量固体污泥。这些污泥越来越严重地影响着周围环境。实际上，有许多污泥含有丰富的 N、P、K 元素，有些污泥中含有 Cu、Zn、Mn、Ce 等微量元素，经过处理后可以被充分利用。处理污泥的方法有很多，利用电离辐射来处理就是其中的一种方法。

利用电离辐射处理污泥的主要优点是：

① 能在室温下有效地杀虫灭菌。通常只要 3 kGy 的吸收剂量就能杀灭全部大肠杆菌。如果应用辐照加氧化的综合处理工艺，甚至只需 1.5～2 kGy 的吸收剂量。杀虫所需的剂量比灭菌的低很多。

② 能有效地抑制污泥中杂草种子的发芽，可减少因利用污泥作肥料或土壤调节剂而产生的杂草。

③ 处理污泥时不会产生堆肥法所产生的臭气，因为后者使含氮有机物分解而发出恶臭。工厂处理污泥时，用电离辐射法更有利于破坏含水污泥的胶体结构，增加脱水的速度。污泥经 2 kGy 剂量的辐照，其过滤阻值是相同条件下未经辐照污泥的 1/2。

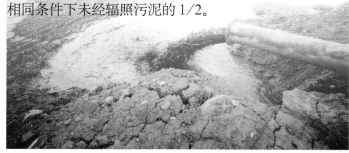

你知道利用电离辐射处理污泥的优点有哪些吗？

核 工业应用

你知道辐射处理工业污水具体起到哪些作用吗？

　　工业废水是地球上水体系受污染的重要原因。这种污染往往浓度高，污染物种类繁多，对环境的危害特别严重。最具有代表性的工业废水是造纸废水、印染废水以及高浓度金属离子废水等。其中有许多污染物很难用化学法处理或无法用生物法降解，此时采用辐射技术往往可以达到目的。

　　(1) 造纸废水中有机氯化物的辐射降解作用

　　有机氯化物是造纸废水中的主要污染物，是纸浆漂白工艺中氯漂白和二氧化氯漂白后的产物。许多研究表明，辐射技术在去除有机物和无机污染物方面有许多独到之处，并可同时使微生物失活。辐射去除有机氯化合物没有选择性，只要辐射剂量足够大，氯仿、氯酚、氯乙烷、氯乙烯等有机氯化物中的氯都能被脱除。

　　(2) 水中金属离子的辐射引发还原和去除

　　辐射能将金属离子或它们的盐还原成较低的氧化价态并从溶液中沉淀出来。此类应用目前还处于研究阶段。

饮用水中的污染物种类有限且含量极少。但各国对饮用水中化学物质含量的规定越来越严格，这引起了辐射化学家研究如何用电离辐射技术去除这些化学物质的兴趣，原因在于辐射消毒的效率和效果是其他化学或物理方法所无法比拟的。

研究表明，电离辐射能有效地去除饮用水中的有害物质。电离辐射处理水体系时将产生大量的强氧化剂，如羟基自由基等，这些活性粒子使卤代烷氧化降解，最终形成水和盐。电离辐射不仅可以处理掉饮用水中的卤代烷，而且对饮用水的消毒也非常有效。

饮用水的处理过程为先通纯氯，然后通氧气，最后辐射消毒。水从底部输入，从上部流出，在辐照窗下形成一个宽约122 cm、高7.6 cm的水帘。

你知道辐射是如何用来处理饮用水的吗？

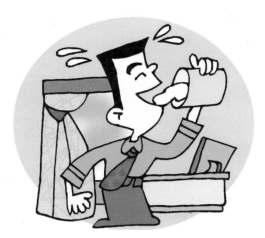

你知道 γ 辐照装置有什么特点吗?

世界上 γ 辐照装置采用的最多的放射源是钴 -60，其次是铯 -137。γ 辐照装置的特点如下：

① 具有较强的穿透能力。

② 具有较长的半衰期，可以避免频繁更换和补充放射源，保证辐照装置有较高的利用率，同时也使剂量场较稳定，便于控制工艺参数。

③ 具有较高的比活度，能使源架结构较紧凑，获得较高的射线利用率。

④ 生产和运输费用较低。

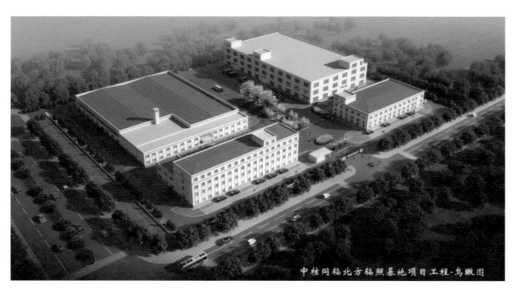

中核同辐北方辐照基地项目工程-鸟瞰图

18 你知道选择放射源的依据吗?

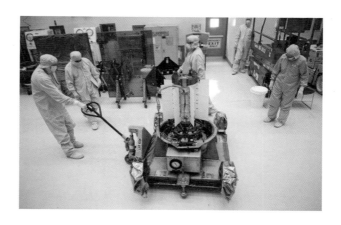

选用钴60或是铯137作为γ辐照装置的辐射源,从技术上看是等效的。

放射源的选择除了考虑获得的难易之外,还要考虑的一个重要因素是成本,因为γ辐射装置的成本主要包括放射源、土建和设备三部分的费用,而放射源费用一般占总投资的1/3 ~ 1/2。另一个重要因素是,在同样的剂量场条件下放射源的射线能量利用率和剂量不均匀度,这与γ辐照装置的结构有关。

经过对钴60和铯137的详细对比后发现,钴60的γ射线能量较高,穿透力较强,放射源的自吸收小,又有较高的比活度(比活度也称为比放射性,指放射源的放射性活度与其质量之比,即单位质量产品中所含某种核素的放射性活度)。此外,钴60的熔点高,不易溶解于水,所以使用钴60放射源较为经济、安全,制造较为简单。

目前,世界上的γ辐照装置大多使用钴60放射源。

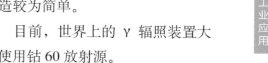
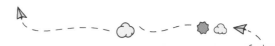

你知道储存放射源的仓库
需要满足哪些条件吗？

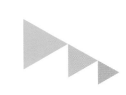

放射源无色无味、隐于无形的特点增加了事故发生的概率。一般放射源都有一个金属外壳，体积也不是很大，在正常情况下，它看起来就是一个金属物或者铅罐，人们很容易将其当作废铁捡起，很多事故就是这样发生的。因此，对于放射源的储存需要有明确的条例规范。

放射源库房的安全管理要符合《中华人民共和国职业病防治法》、国务院《放射性同位素与射线装置放射防护条例》、卫计委《放射工作卫生防护管理办法》和《中国石化集团公司放射防护管理规定》等相关规定的要求。

根据我国《放射性同位素与射线装置放射防护条例》第八条，凡申请许可、登记的放射工作单位，必须具备下列基本条件：

（1）具有与所从事的放射工作相适应的场所、设施和装备，并提供相应的资料。

（2）从事放射工作的人员必须具备相适应的专业及防护知识和健康条件，并提供相应的证明资料。

（3）有专职、兼职放射防护管理机构或者人员，以及必要的防护用品和监测仪器，并提交人员名单和设备清单。

（4）提交严格的有关安全防护管理规章制度的文件。

放射源库房的管理本着谁使用谁负责管理的原则，因此位于炼油区、化工区的放射源库房分别由使用放射源的有关车间负责管理。放射源库房的主要安全负责人是车间安全生产第一责任人，车间安全管理人员是重要责任人，共同对本单位管理的放射源库房的安全负责。放射源出入库登记工作，由放射源库房管理员负责，车间安全员负责监督与管理。

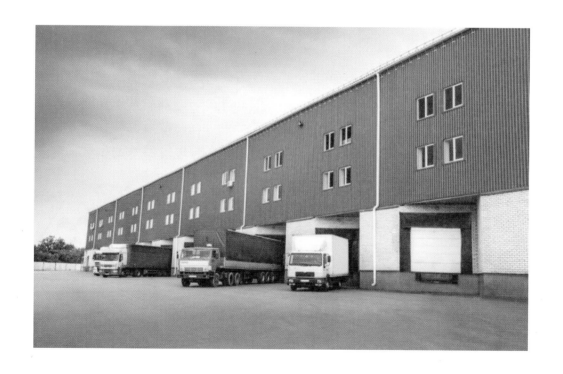

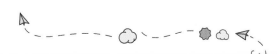

你知道干法贮源和湿法贮源两种方式的实际使用场景是什么样的吗？

放射源在辐照室内的贮存方式有干法和湿法两种。

（1）干法贮源，就是在辐照室内设置干式贮源井或贮源容器，放射源在非照射状态时退到井下或容器内。干法贮源多用于早期的小型辐照装置和可移动式辐照装置中，由于倒换源不便及安全问题，目前除可移动式辐照装置外，已较少采用。

（2）湿法贮源，就是在辐照室内设一深水井，让放射源在非照射状态时降入装满去离子水的水井底部的存放位置，需要使用时将其提升到地面以上的工作位置。

在检修 γ 辐照装置的贮源井时，必须首先移走放射源，为此可设计各种形式的检修用源室，如湿法贮源井下的副井，就是在主水井旁设置小防护井，也可以将放射源转移到专门的容器（源罐）内；还可以有特殊的倒装源室，以满足运输源罐与源架之间的倒源。

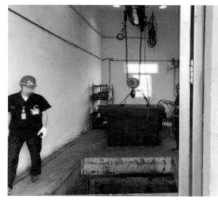

21 你知道设计源架需遵循的原则和常用源架的种类吗?

源架是为装载和布置放射源以形成特定辐射场的专用设备，一般用不锈钢材料制成。源架的设计需要遵循一定的原则。

(1) 对源架的基本要求

① 放射源能安全可靠地装卸。

② 放射源的装卸方便易行。

③ 保证放射源不受机械损伤。

④ 提出水面后能迅速排空积水。

⑤ 源架的容量应该按装置最大装源能力设计，并要适当地考虑每年的补充量。

⑥ 为了确保源架的安全，应设置防止与货物碰撞的护源板。

(2) 常用的几种源架

① 线状源：单根棒状放射源或排列成一条直线

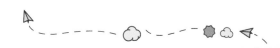

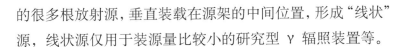

的很多根放射源，垂直装载在源架的中间位置，形成"线状"源，线状源仅用于装源量比较小的研究型 γ 辐照装置等。

② 筒状源：若干个线状放射源等距离垂直装载在以源架中心线为轴线的圆柱面上，形成"筒状"源。筒状源的装源量一般比线状源大，但也只用于规模不大的辐照装置。

③ 单板源：将若干根棒状放射源按垂直或水平方向有序地装载在一个平板式的源架上，形成"板源"。板源的容量可以很大，能获得很高的射线利用率和生产能力，并能使剂量场分布均匀。单板源一般用于大型辐照装置。

④ 双板源：装置中同时使用以一定间距平行放置的两块板源，称为"双板源"。其结构和源架的升降装置较复杂，且源的射线能量利用率和生产能力较单板源低，但省略了货物翻面，剂量一次性均匀度好。双板源用于大型快速辐照装置。

γ 辐照装置主要是由哪几部分组成的？

（1）辐照室：用混凝土建成的房间，是辐射源辐照产品的场所。应做好防护，以保证辐照室以外人员的安全。

（2）源系统：主要由源及源架、水井和水、升降源设备三个部分组成。

（3）安全联锁系统：安全联锁系统特别要对出入口、源操作系统、传输系统等进行有效的监控和联锁。

（4）传输系统：是实现自动传送辐照产品的设备。

（5）通风系统：有进风和送风设备。

（6）控制系统：主要是完成生产过程的控制，以确保人员的安全。

（7）控制室：实现升降源和产品传输的自动遥控操作。

（8）剂量监测系统：将探头安放在辐照室、迷道、排风口和水处理间等处，监测 γ 源状况，保证辐射安全。

（9）库房和操作区：库房分为未辐照和已辐照两个仓库；操作区是将被辐照产品装到辐照箱内、将辐照好的产品从辐照箱内取出的场地。

（10）工业电视监控系统：可以对辐照室内部、操作大厅、仓库、主控制室等进行实时监控。

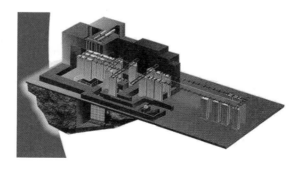

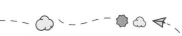

你觉得新建一座 γ 辐照装置要考虑哪些因素？

新建工业钴源辐照装置，在通盘考虑社会效益、经济效益的基础上，还要充分考虑其现实的、潜在的和心理等安全因素，并做好以下几项工作。

（1）选址：大型辐照装置周边1千米范围内的常驻人口密度要小，同时要考虑地质、水文、气象、交通等多种因素。

（2）设计和建设：主要设计安全因素包括标准依据及安全目标、实体屏蔽计算、其他相关因素限值（臭氧、氮氧化物、氢等）、安全设施与装置、运行的安全衔接、运行实践中潜在危害的预防措施、安全装置的高可靠性和多重保障设施；施工企业、放射源供应商及联运过程承运商的资质等都需要严格监理。

（3）主体工程中辐射防护的重点：包括辐照室的屏蔽设计、迷道和储源井这三个重要部分。

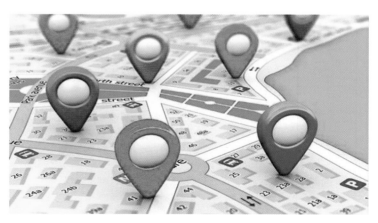

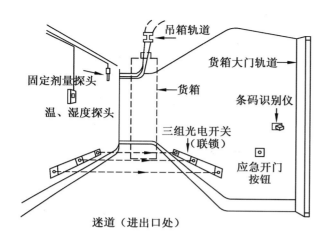

固定剂量探头

温、湿度探头

吊箱轨道

货箱大门轨道

货箱

条码识别仪

三组光电开关（联锁）

应急开门按钮

迷道（进出口处）

你知道 γ 辐照装置安全设施有哪些吗？

核 工业应用

（1）光电联锁：在辐照室的迷道出入口，需安装三道光电联锁装置，防止人员误入，任意一道装置触发，则发出警报或者停止辐照。

（2）应急拉线开关：操作室内误操作，辐照室内人员可就近拉动应急拉线。

（3）无人复位开关：辐照室内至少设有三个无人复位开关，以确保观察到辐照室内的所有角落，迫使每次升源时辐照室内无人。

（4）指示灯和声光报警：每个入口门上方，都必须有安全指示灯箱。

（5）源位指示仪：设置在控制室，能够确保当前源架的位置。

（6）水位报警仪和联锁：设置在控制室监控水位。

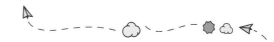

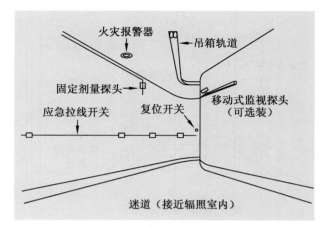

固定剂量探头　　火灾报警器　　吊箱轨道

应急拉线开关　　复位开关　　移动式监视探头（可选装）

迷道（接近辐照室内）

（7）固定式剂量监测仪表：探头分别设置在接近内室密道处、出口迷道和水处理间离子交换柱旁，显示仪表在控制室。

（8）个人剂量报警仪和校验源：每次进入辐照室前，要用校验源对个人剂量报警仪校验，确认报警仪能够正常工作。

（9）进源间屏蔽塞和火灾报警系统：如果屏蔽塞未盖到位，设备不能启动，源架不能升起；一旦发生火灾，须停机降源。

（10）排风系统：除了排放因辐照产生的臭氧、氮氧化物和氢气外，也能排放其他有害的辐解气体，同时，排放室内的潮湿气体。

（11）停电应急系统：当遇突然停电时，源架必须能自动回落到水井底的安全装置，同时，不间断电流能自动启动，保证停电后各安全仪表还能有效工作 1 ～ 2 小时。

加速器辐照装置必须安装哪些安全装置和设施？

（1）辐照室入口门上张贴电离辐射标志，安装辐照室工作状态指示灯。

（2）控制台上的钥匙与防护门钥匙串在一起。

（3）辐射监测仪与防护门钥匙串联，或者与防护门联锁。

（4）防护门与控制台总电源或装置高压联锁。

（5）辐照室门口的锁与控制台总电源或装置高压联锁。

（6）迷道内光电显示与控制台总电源或装置高压联锁。

（7）剂量报警仪与防护门联锁。

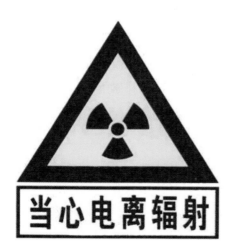

当心电离辐射

"核"工业应用

你知道辐射防护监测的内容有哪些吗?

严格的辐射防护监测可以保证辐射装置的安全性和规范性。辐射防护监测包括以下内容。

(1) 辐射装置倒装源时应检查: 辐射源的数量及泄漏污染状况、装源容器表面剂量率及污染状况、装

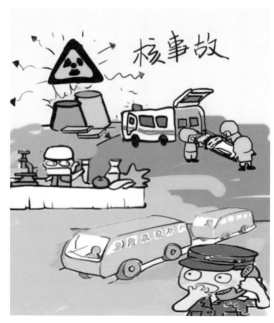

卸源工具状况, 备好直读式个人剂量计、辐射报警仪、携带式剂量监测仪和累积剂量计。

(2) 辐射装置倒装源后的监测: 包括污染状况和辐射巡测。

(3) 常规年检: 配合年检的检测、水质及污染检测、环境辐射水平和全部机电及控制系统。

(4) 运行日常监测: 工作人员的个人剂量监测、固定式辐射监测仪表监测、贮源井水污染测量和污水排放后管道口污染物滞留监测。

(5) 各监测仪表都要符合有关标准规定, 按照有关规定由法定计量技术机构对所用仪表进行周期监测, 并遵守监测质量保证。

(6) 监测结果应按有关规定进行记录、上报和保管。

辐射与健康科普丛书

「核」工业应用

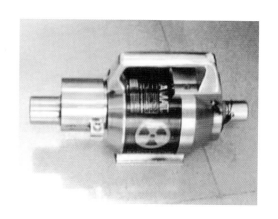

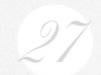

你知道倒源过程该如何控制吗?

　　针对工业辐照企业，倒源操作是指加源、退源、倒源及源在源架上的位置调整。而在日常工作中，由于现代大型辐照装置都实行了自动传输系统，所有人员均在控制区以外，在正常工作情况下其潜在的照射危害可不予考虑。所以，在倒源操作时的潜在照射是构成辐照企业工作人员受照剂量的主要因素，为此必须十分关注倒源安全。

　　（1）为了获得更真实的操作剂量数据，所有在现场的工作人员都应佩带个人剂量计，有条件的还要佩带直读式个人剂量笔。

　　（2）操作人员要穿专用的防滑胶鞋，井上作业须系安全带，工作人员不能携带任何与源操作无关的物品进入辐照室内。

　　（3）要确保有两台以上经过国家鉴定的辐照剂量探测仪在现场监视空间剂量值，其自动报警应处于开启状态，报警阈值不大于 10 μSv/h，须有专门的剂量监控人员按时记录数据。

万一碰到散落的放射源，我们该怎么做？

辐射与健康科普丛书

核工业应用

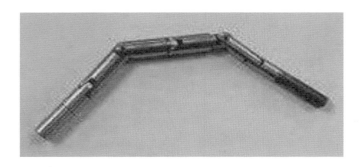

2014 年，天津某公司在南京进行探伤作业期间，丢失了一枚放射源铱 - 192。此事一度震惊全国，引起广泛关注。尽管后来这串链状物被找回，但当初捡到后又丢弃铱 - 192 的南京居民王某却因铱 - 192 辐射受伤严重。虽然放射源的危害很大，但对公众而言，一般情况下接触不到，即便发生丢失事故，也很少出现在居民区，因此不必过于恐慌。

当发现无人管理的标有电离辐射标志的物体，或者体积小却较重的金属罐（特别是铅罐）时，请一定要远离现场，既不要接触，也不要擅自移动这些物品，更不要因为好奇而打开容器，应立即拨打环保热线，请专业人士处理。

① 不要试图清除可疑的放射性污染源。

② 将人员撤离可疑高放射性区域，以防放射性污染的扩散，竖立"禁止进入"的警告标志。

③ 监测所有在场的操作人员是否被放射物质污染。

④ 通知辐射安全部门处理。

你知道加速器的组成部分有哪些吗？

加速器一般由以下几个部分组成：粒子源、加速系统、电源系统、真空系统、冷却系统、粒子输出系统、束下系统和控制系统。

（1）粒子源

如电子枪、离子源等，用以提供需要加速的带电粒子束。

（2）真空加速结构

如加速管、射频加速腔和环形加速室等，在真空中产生一定的加速电场，使粒子加速。

（3）导引聚焦系统

用一定的电磁场引导和约束被加速的粒子束，使它沿着一定的轨道加速，如环形加速器的主导磁场等。

（4）束流输运、分析系统

由电子、磁场透镜、弯转磁铁和电、磁场分析器构成的系统，用来在粒子源与加速器之间输运并分析带电粒子束。

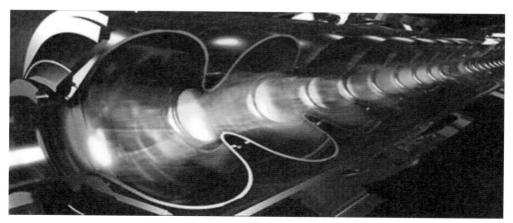

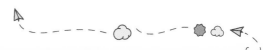

你知道风险评价需要分析哪些内容吗?

随着辐射加工行业规模的扩大，其所带来的事故风险和安全隐患也在增加，防范事故和减少风险是辐射加工单位和辐射防护人员的一项重要任务。风险评价是分析可能产生的各种危险及对每种危险状态下可能产生伤害的概率和严重度进行全面评估。

风险评估需要分析的内容如下：

(1) 评估每种危险的风险要素

可能产生伤害的发生概率可依据以下因素进行评估：操作者或有关人员暴露于危险区的频次和持续时间；危险事件出现的可能性；避免伤害的可能性。

(2) 可能伤害的严重度

严重度分为轻度（可恢复正常的）、严重（不能恢复正常的）和死亡。

评估风险要素需考虑的几个方面：暴露于危险区的人员、暴露的类型、安全措施被毁坏或避开的可能性和使用信息。

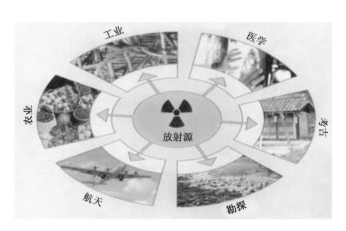

第三章
工业探伤应用
及其辐射防护

　　人体内部结构的分析和疾病的探查通常依赖于放射诊断技术，比如常见的普通 X 射线摄影、DR 透射和 CT 扫描等。与之类似，在特种设备、航空航天、船舶、兵器、水工成套设备和桥梁钢结构等工业生产中，可以通过射线扫描的方式对产品或用品进行诸如气孔、针孔、夹杂、疏松、裂纹、偏析、未焊透和熔合不足等工艺问题或技术问题的检查和定位，这种无损的检查内部缺陷的方式被称为工业探伤，其本质就是应用射线的贯穿性和衰减特性。

你知道什么是无损检测吗?

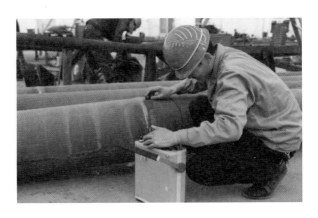

　　无损检测是一个比较大的范围,不管是什么行业,无损伤地进行检测都被称为无损检测。也就是说,在不损害工件表面或不影响工件使用寿命的前提下,获取其内部缺陷信息的技术操作都是无损检测。无损检测是检测材料、零件、部件和构件质量的一种常见方法。传统上,无损检测有五大常规方法——射线检测(RT)、超声检测(UT)、磁粉检测(MT)、渗透检测(PT)以及涡流检测(ECT)。其实工业上的检测手段和医院里的检查方法是相似的,超声检测(UT)相当于拍B超,射线检测(RT)相当于拍胸片,无损检测在保障航空、铁路、军工或各种特种设备(游乐设施、电梯等)等方面也发挥着无可替代的作用。我国也在积极开展关于无损检测领域的研究,与国外技术差距逐渐缩小。

在各大铸造厂中，射线无损检测和超声无损检测是两种常用的铸件无损检测方法，它们各自的优缺点如下：

（1）射线无损检测的优点

① 可以直观地显示铸件缺陷的形状和尺寸。

② 检测的结果可以长期保存。

③ 对铸件内部的体积性缺陷有很高的灵敏度。

④ 不需要对铸件进行大的拆卸。

（2）射线无损检测的缺点

① 射线对检测人员身体有损害，必须采取相应的保护措施。

② 检测周期比较长，不能及时得到检测结果。

（3）超声无损检测的优点

① 对铸件内部的面状缺陷有着较高的灵敏度。

② 方便对铸件进行现场检测。

③ 检测周期短，可及时得到检测结果。

（4）超声无损检测的缺点

① 不能直观地显示铸件缺陷。

② 对铸件缺陷定性和定量比较困难。

③ 对检测人员的技能有着较高的要求。

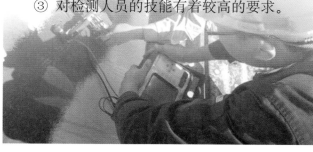

射线无损检测和超声无损检测都有哪些优缺点？

核 工业应用

X 射线和 γ 射线是如何进行探伤工作的?

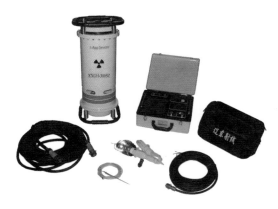

当进行射线探伤时，X 射线或 γ 射线能不同程度地透过金属材料对照相胶片产生感光作用，得到金属材料的胶片图像，类似于我们去医院拍胸片。当射线通过被检查的焊缝时，因焊缝缺陷对射线的吸收能力不同，使射线落在胶片上的强度不一样，胶片感光程度也不一样，这样就能准确、可靠、非破坏性地显示缺陷的形状、位置和大小。

（1）X 射线探伤

X 射线透照时间短、速度快，当检查厚度小于 30 mm 时，显示缺陷的灵敏度高，但设备复杂和费用高，穿透能力比 γ 射线弱。

（2）γ 射线探伤

γ 射线能透照 300 mm 厚的钢板，透照时不需要电源，方便野外工作，环缝时可一次曝光，但透照时间长，不宜用于厚度小于 50 mm 的构件的透照。

使用射线探伤时，需要根据探测的不同物质选取不同类型的射线，相较于 X 射线和 γ 射线，β 射线辐射穿透能力有限。

β 射线是一种带电荷的、高速运行、从核素放射性衰变中释放出的粒子，简单来说，β 粒子就是一种高速运动的电子流。在进行探伤检测时，需要射线穿透所检测物质，这样才能准确、可靠、非破坏性地显示缺陷的形状、位置和大小。由于 β 射线穿透力有限，能够穿透的物质也有限，多是一些密度较低的物质，如塑料、橡胶等材料。

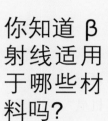

你知道 β 射线适用于哪些材料吗？

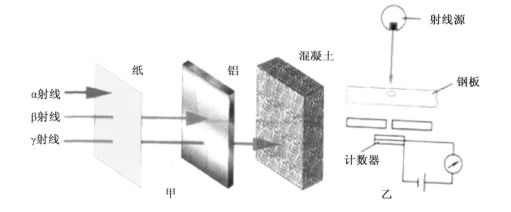

α射线
β射线
γ射线

纸　　铝　　混凝土

甲

射线源
钢板
计数器

乙

相较于其他探伤装置，γ射线探伤装置有什么优缺点？

（1）γ射线探伤装置的优点

① 穿透能力强，探测厚度大。对钢工件而言，400 kV 的 X 射线机最大穿透厚度仅为 100 mm 左右，而钴-60 γ 射线探伤机最大穿透厚度可达 200 mm。

② 体积小，质量轻，效率高，不用水、电，特别适用于野外作业和在役设备的检测。

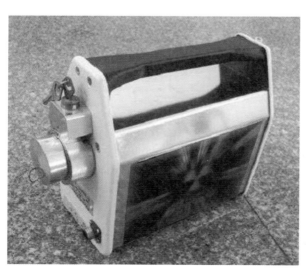

③ 可以连续运行，且不受温度、压力、磁场等外界条件影响。

④ 设备故障率低，无易损部件，与同等穿透力的 X 射线机相比，价格相对较低。

（2）γ射线探伤装置的缺点

① γ 射线源都有一定的半衰期，有些半衰期较短的放射源，如铱-192 更换频繁，不便长期使用。

② 辐射能量固定，无法根据钢工件厚度进行能量调节，当穿透厚度与能量不适配时，灵敏度下降较严重。

③ γ 射线源的活度随时间减弱，无法进行调节，当放射源的活度较小时，因曝光时间过长而使工作效率降低。

6 常见的γ射线探伤装置可以分为几种？

（1）按源容器的可移动性分类，可分为 P、M 和 F 三类。

P 类：便携式 γ 射线探伤机，源容器便于人工搬运且质量不超过 50 kg；

M 类：移动式 γ 射线探伤机，借助适当的工具源容器能容易移动；

F 类：固定式 γ 射线探伤机，源容器是固定安装的或只能在某一特定区域内有限制地移动。

（2）按结构形式分类，可分为 "S" 通道型 γ 射线探伤机、直通道型 γ 射线探伤机。

（3）按放射源的核素分类，可分为铱-192 γ 射线探伤机、硒-75 γ 射线探伤机、钴-60 γ 射线探伤机等。

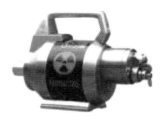

铱-192 型

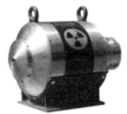

钴-60 型

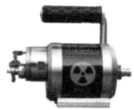

硒-75 型

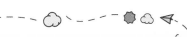

你知道放射源的主要分类吗?

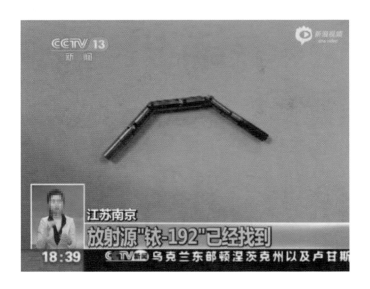

放射源的种类如下:

① 按释放辐射的类型可分为 α 源、β 源、γ 源和放射性核素中子源。

② 按密封状况可分为密封源和非密封源。密封源是密封在包壳或紧密覆盖层里的放射性物质,工业中应用的探伤机使用的就是密封源,如钴-60、铯-137、铱-192 等。

非密封源是指没有包壳的放射性物质,医院里使用的放射性示踪剂属于非密封源,如碘-131、碘-125、锝-99m 等。

③ 按核素种类、能量大小以及放射性活度等可分为极高危险源、高危险源、中危险源、低危险源、极低危险源五类。极高危险源为 Ⅰ 类放射源,没有防护的情况下,接触这类源几分钟到 1 小时就可致人死亡;中危险源为 Ⅲ 类放射源,没有防护的情况下,接触这类源几小时就可对人造成永久性损伤,接触几天至几周可致人死亡;极低危险源为 Ⅴ 类放射源,不会对人造成永久性损伤。

放射源一般都装在特殊设计的专用容器内，以防止对人体造成伤害。

包装放射源的容器种类很多，大多为球形和圆柱形，一般用铅、铸铁、钢、塑料、石蜡等材料制成。

一般密封的放射源体积不是很大，在正常情况下，它看起来就是一个金属物或者铅罐，有的放射源可能看起来亮闪闪的，很像钥匙链或坠饰，难免被当成贵重金属或者废铁卖掉，有的人会捡回家把玩，很多事故就是这样发生的。

你知道放射源是
如何保存的吗?

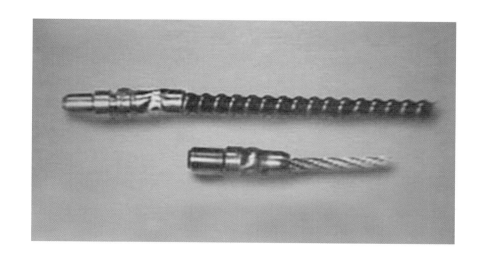

你知道 γ 射线
探伤机的工作原
理是什么吗?

辐 射 与 健 康 科 普 丛 书

核 工 业 应 用

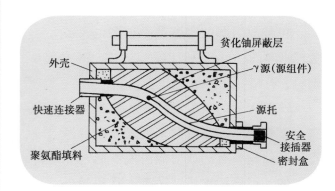

当用 γ 射线照射待检测的工件时，射线会穿过该物质。该物质的密度越大，穿过该物质的射线强度就会越小。若用照相底片接收，则底片的感光量就小；若用仪器来接收，获得的信号就弱。若其内部有气孔、夹渣等缺陷，射线穿过有缺陷的路径比没有缺陷的路径所透过的物质密度要小得多，其强度就减弱得少些，即透过的强度就大些。若用底片接收，则感光量就大些，可以从底片上反映出缺陷垂直于射线方向的平面投影。若用其他接收器，也同样可以用仪表信号来反映缺陷垂直于射线方向的平面投影和射线的透过量。

放射源的半衰期指的是什么？

半衰期，就是放射性核素衰变掉一半所需要的时间。原子核的衰变规律是 $N=N_0(1/2)^{t/T}$，其中：N_0 是指初始时刻（$t=0$ 时）的原子核数，t 为衰变时间，T 为半衰期，N 是衰变后留下的原子核数。

放射性元素的半衰期长短差别很大，短的远小于一秒，长的可达数百亿年。只有那些半衰期较长、比活度较高、能量适宜、取用方便和价格便宜的放射性同位素才适用于检测，所以最常用放射源为钴-60、铯-137、铱-192。钴-60，半衰期为 5.27 年，平均能量为 1.25 MeV，透照厚度在 40～200 mm 之间；铯-137，半衰期为 33 年，平均能量为 0.661 MeV，透照厚度在 15～100 mm 之间；铱-192，半衰期为 74 天，平均能量为 0.355 MeV，透照厚度在 10～100 mm 之间。

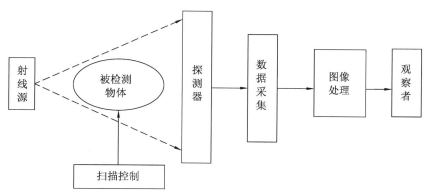

"核"工业应用

γ 射线探伤装置由哪几个
主要部分组成？

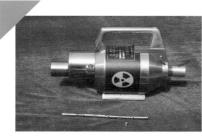
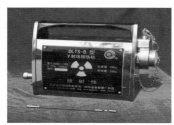
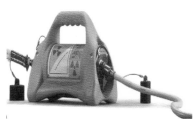
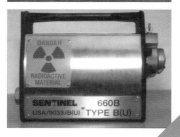

　　γ 射线探伤装置由探伤机机体（源容器）、控制缆、输源管、源辫位置指示器系统和源辫等部分组成。

　　（1）源容器用来装高活度的密封源，采用贫化铀作为屏蔽材料，减弱辐射。

　　（2）驱动控制缆与源辫相连，摇动手摇曲柄即可送出或收回放射源。

　　（3）源辫位置指示器系统可以用不同颜色灯光分别显示源辫在源容器内或外，用数字显示源辫离开源容器的距离，用声音提示源辫已离开源容器。

　　（4）源辫（源托）是用来输送放射源的结构，可以手动或自动将输源管内的放射源输送到顶端。

（1）首先需要划定工作区域，要设置明显的警戒标志和辐射警示标识，防止非射线检测人员进入射线区域受到不必要的照射，并用剂量监测仪检测边缘剂量。

（2）在确定非工作人员安全之后，工作人员也需要保证安全操作，必须佩带个人射线剂量报警仪和个人剂量计并确保仪器可靠、完好，量程合理。

（3）工作之前，需要检查主机的安全结构、输源管、驱动缆，尤其是要严格检查曝光准直器与输源管接头连接是否紧固，防止脱节导致卡堵或射线输送到输源管外。

（4）检查高空是否有重物落下，以免砸坏设备。

如果技术员要进行工业 γ 射线探伤工作，一般都会提前做什么准备呢？

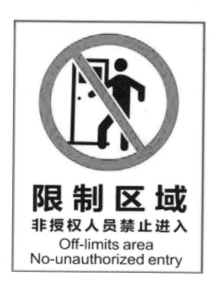

限制区域
非授权人员禁止进入
Off-limits area
No-unauthorized entry

13

技术操作人员
每次探伤工作
需要检查哪些
部位？

（1）主机的安全机构、铭牌、驱动装置和导管。

（2）驱动缆、源辫和接头以及阴阳接头配合间隙、驱动系统与主机的连接、主机与导管的连接、导管与导管的连接、导管与准直器的连接。

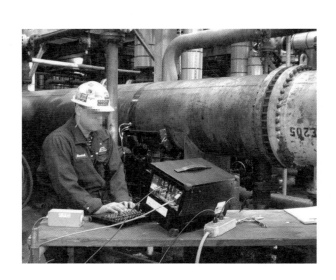

发生事故时应如何处理?

由于操作失误或设备损坏等原因发生故障时，需立即采取措施，疏散无关人员，保护现场，及时向单位领导及上级有关主管部门汇报，控制事态发展。

如果发生事故，有如下几种处理方法：

（1）尽量用长绳将探伤设备拖至屏蔽处（如墙角）进行故障处理。

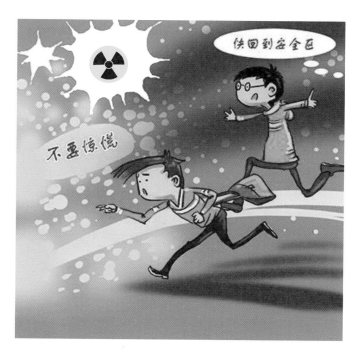

（2）不要用铅皮等屏蔽物将输源管及设备盖死，以免影响后续处理。

（3）处理时，采用防止外照射的三种基本方法：屏蔽防护、距离防护、时间防护，尽量采用屏蔽及距离防护。千万要牢记：任何情况下都不允许手或身体其他部位接触放射源。

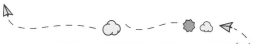

你知道当前市面上最常见的几种γ射线探伤机的型号吗？

当前市面上常见的几种γ射线探伤机有 DLTS-B 型系列铱-192γ射线探伤机（S通道）、DL-II 型系列铱-192γ系列射线探伤机（直通道）、DL-VC 型系列硒-75γ射线探伤机（直通道）、铱-192 YG-192B 型γ射线探伤机（直通道）、SENTINEL 880 型铱-192γ射线探伤机。S通道结构主机质量相较于直通道探伤机更高，主机屏蔽结构更加简单。

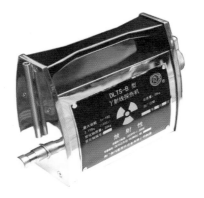

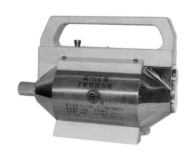

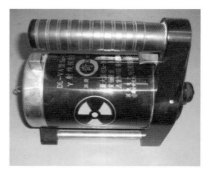

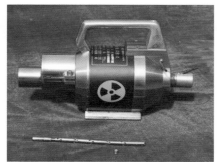

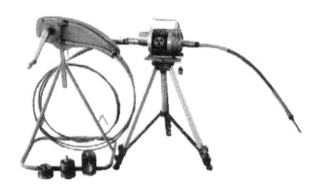

你了解探伤机的安全锁及其设计要求吗?

（1）安全锁是用来锁住或开启源容器的带钥匙的机械装置。安全锁需符合以下要求：

① 源辫返回源容器后，该锁方能锁死。

② 安全锁锁死时，源辫应不能移动。

③ 安全锁打开后，源辫才能移离源容器。

④ 钥匙不在锁上时，安全锁仍能锁死。

⑤ 只有专用钥匙打开安全锁后，才能进行自动安全装置的一系列操作，使射线束从源容器或照射头射出。

⑥ 安全锁应能承受逐渐施加的400N的作用力且该条件下仍能起作用。

（2）探伤装置应设有安全联锁装置。

① 安装或拆卸驱动装置时，源辫不能移开源容器。

② 非工作状态时，源辫应锁闭在源容器内。

③ 工作状态时，驱动装置应保持与源容器连接，随时可将源辫摇回源容器内。

你知道辐射剂量（率）监测的仪器分类及其性能要求吗？

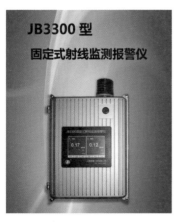

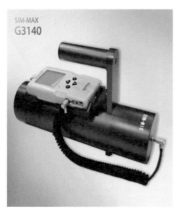

（1）辐射剂量（率）监测的仪器分类

① 固定式辐射剂量（率）监测仪：用于固定 γ 射线探伤室。

② 便携式辐射剂量（率）监测仪：用于固定 γ 射线探伤室、源库、作业现场。

③ 个人剂量（率）报警仪：工作人员进行操作时，每人均需佩带。

④ 个人剂量计：专人专用、每人一个。

（2）两种辐射剂量（率）监测仪的性能要求

① 便携式辐射剂量（率）监测仪的性能要求：最低示值不高于 0.1 μGy/h（μSv/h）；最高示值不低于 100 mGy/h（mSv/h）；能量响应：50 keV～1.3 MeV ≤ ±30%（^{137}Cs）；具有声、光报警及电池电量检查功能。

② 固定式辐射剂量（率）监测仪的性能要求：探伤室的固定式辐射剂量（率）监测仪应具有报警功能，并设定合理的报警值。

（1）γ 射线探伤装置自身的问题。不合格的射线装置或者与放射源活度不匹配的射线装置，可能会泄漏出更多的 γ 射线。

（2）放射源管理方面的问题。不当的放射源贮存、出入库、台账、盘存制度，可能增加射线源丢失或失控的风险。

（3）γ 射线探伤装置或放射源运输过程中出现的问题。不恰当的放射源运输方式可能会造成射线源的丢失或失控。

（4）探伤过程中的操作问题。

探伤过程中不恰当、不安全的操作，可能会造成放射源意外失控或丢失。

（5）在正常的 γ 射线探伤及探伤机运输时，会对辐射工作场所周围的工作人员及辐射工作场所外的公众产生 γ 射线外照射。

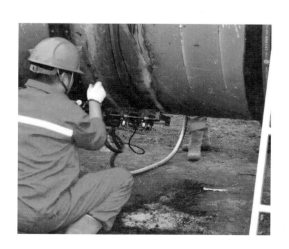

无损检测技术员可能会遇到哪些意外？

19

你知道 γ 射线探伤机日常需要做哪些检查吗？

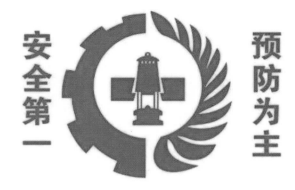

（1）安全性能检验

每次装源前应对探伤装置进行检验，符合安全性能要求的，方可装源。

（2）操作人员检查

① 操作前的检查：主机的安全机构是否有效可靠；铭牌是否清晰；驱动和导管是否变形破损。

② 连接状况的检查：驱动缆与源辫是否连接牢固；接头是否磨损，阴阳接头配合间隙是否合适，磨损严重时须由生产厂家更换；驱动系统与主机的连接、主机与导管的连接、导管与导管的连接、导管与准直器的连接等是否可靠。

③ 作业结束后的检查：源辫是否在主机内；导管内有无源辫；驱动缆能否从主机中卸下。

④ 定期检查：每个月对探伤装置的配件进行检查、维护；每3个月对探伤装置的性能进行全面检查、维护，发现问题应及时维修，并做好记录。

检测技术员完成无损检测工作之后，一般要如何保存放射源？

放射源一般保存在特殊设计的包装容器内，以防对人体造成伤害，并能保证运输安全。放射源种类不同，包装容器也不同。包装容器大都为圆柱形，一般用铸铁、钢、铅、塑料、石蜡等材料组成。放射源库设置红外和监视器等保安设施。探伤装置使用完毕后不能及时返回本单位放射源库保管的，应利用保险柜现场保存，但须派专人24小时现场值班。保险柜表面明显位置应粘贴电离辐射警告标志。标志为三叶电扇，黄底黑色图案，并且图案正下方须配文字说明"当心电离辐射"，提醒他人注意识别该标志，尽量不要接近。

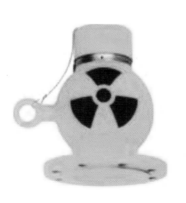

当心电离辐射

21 你知道怎样识别放射源吗？

与一般的有毒有害化学物质不一样，放射源放出的射线是无色、无味、无形的，因此看不见、嗅不到、摸不着。要识别放射源，除了根据标签之外，一定要依靠专门的探测器。需要特别注意的是，因为不同类型的射线的穿透能力差别很大，所以在容器外部也不一定能检测到放射源。因此，为了保证安全，必须由有经验的专业人员采用合适的仪器来识别。

普通大众谨记：凡是有铅罐之类的容器，尽量不要靠近；不要捡拾不明金属物体；当发现无人管理的标有电离辐射标志的物体，或者体积小却较重的金属罐（特别是铅罐）时，请你：

① 远离现场，既不要接触，也不要擅自移动这些容器，更不要因为好奇而打开它们；

② 立即拨打环保举报热线12369。

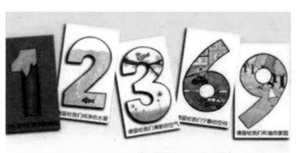

保护环境 人人有责 环保投诉热线：12369

你知道X射线探伤机的基本结构是什么吗？

（1）X射线探伤机的基本结构

① 高压部分：X射线管、高压发生器（高压变压器、灯丝变压器、高压整流管和高压电容高压电缆）。

② 冷却部分：油冷、水冷。

③ 保护部分：独立电路的短路过流、阳极冷却、射线管的过载（过压过流）、零位保护、接地保护、其他保护。

④ 控制部分：管电压调节、管电流调节、操作指示部分。

（2）各部分的主要功能

① 高压部分的主要功能是产生X射线。

② 冷却部分的主要功能是进行冷却工作，保证X射线管的工作寿命，使其连续工作。

③ 保护部分用来保护整个系统正常工作，防止过流过载。

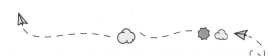

23 市面上的工业 X 射线探伤机
可以分为哪几类？

  （1）X 射线探伤装置按照射线束辐射方向分为定向和周向辐射 X 射线探伤机。

  （2）按照结构形式分为便携式、移动式和固定式 X 射线探伤机。

  （3）按照冷却方式分为油循环、水冷却和自冷却 X 射线探伤机。一般便携式 X 射线探伤机冷却系统采用机壳散射自冷却方式，移动式 X 射线探伤机冷却系统采用油循环外冷方式，固定式 X 射线探伤机冷却系统采用循环水冷方式。

辐射与健康科普丛书

"核"工业应用

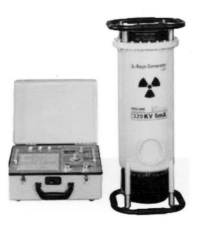

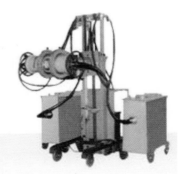

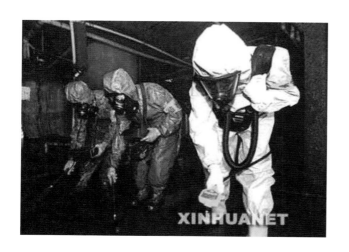

γ 探伤作业中为了避免辐射事故的发生，具体应如何做？探伤装置管理的具体要求有哪些？

"核"工业应用

γ 探伤作业中为了避免辐射事故的发生，具体操作如下：① 工作人员应取得培训资质，并按操作规程操作；② 工作结束后检查源辫是否在容器的安全屏蔽位置；③ 正确使用辐射监测仪，每次探伤作业结束后及探伤设备出入库时进行辐射水平测量，确定放射源在探伤容器内；④ 由专业人员处理设备故障，严禁近距离接触放射源；⑤ 做好探伤设备的保安工作，以免丢失被盗。

具体管理要求有：① 对探伤单位的管理要求，放射源的管理要求；② 放射源的运输管理要求；③ 探伤作业场所的安全管理要求；④ 安全检查；⑤ 年度评估。

你知道辐射事故分为几个等级吗？

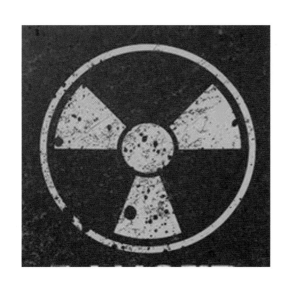

辐射与健康科普丛书

「核」工业应用

辐射事故从重到轻分为四个等级：特别重大辐射事故、重大辐射事故、较大辐射事故和一般辐射事故。

（1）特别重大辐射事故：是指Ⅰ类、Ⅱ类放射源丢失、被盗、失控造成大范围严重辐射污染后果，或者放射性同位素和射线装置失控，导致3人以上（含3人）急性死亡。

（2）重大辐射事故：是指Ⅰ类、Ⅱ类放射源丢失、被盗、失控，或者放射性同位素和射线装置失控，导致2人以下（含2人）急性死亡或者10人以上（含10人）患急性重度放射病、局部器官残疾。

（3）较大辐射事故：是指Ⅲ类放射源丢失、被盗、失控，或者放射性同位素和射线装置失控，导致9人以下（含9人）患急性重度放射病、局部器官残疾。

（4）一般辐射事故：是指Ⅳ类、Ⅴ类放射源丢失、被盗、失控，或者放射性同位素和射线装置失控，导致人员受到超过年剂量限值的照射。

（1）探伤单位应配备合适的辐射防护仪器仪表：

① 便携式辐射监测仪：要求每次探伤作业时应配备，量程不小于 100 mSv/h。

② 个人剂量报警仪：要求每次探伤作业时每个工作人员应配备一台。

③ 个人剂量计：要求每个操作人员配备一个专用的剂量计，并在辐射工作时佩带。

（2）放射源收回探伤设备时，工作人员应密切观察辐射监测仪的变化。

（3）放射源入库时，应对探伤设备表面进行辐射水平监测并记录。监测时应在设备的同一位置进行测量，测量数据与前一次测量数据进行比对，确保放射源在探伤设备中。

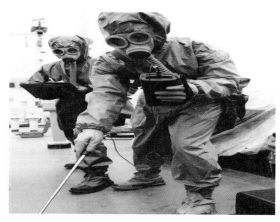

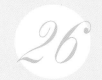

探伤工作需要实施什么辐射监测工作？

进行 γ 射线作业时，有哪些可以采取的安全防护措施？

（1）减少不必要的辐射，尽量减少现场 γ 射线作业量，在定向放射作业中必须使用准直器，实验证明，使用准直器可以减少 90% 以上的空间散射辐射剂量，是增强防护效果的有效措施之一。

（2）利用屏蔽物体进行安全防护，可以采用地面上的物体来屏蔽辐射线，如铁制的设备或钢筋水泥浇筑的安装基础都是很好的屏蔽物。

（3）利用移动式特制屏蔽体进行安全防护，可屏蔽物体或屏蔽不良。常用于分散的作业场所，为便于搬动，尽量选密度大、半价层厚度小的材料。

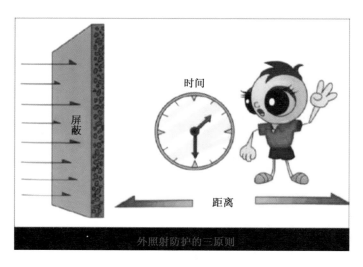

外照射防护的三原则

（1）辐射剂量（率）监测仪：是不是在检定范围内，是否能够正常使用（简单的判断方法）。

（2）设备的安全状态：① 探伤前，安全联锁装置、铭牌等安全机构是否完备。② 探伤后，外观检查；是否有源辫；设备驱动是否能拆卸。

（3）驱动系统和导管等附件：检查外观是否变形，能否正常使用。

（4）驱动与源辫、驱动与设备、导管与设备、导管与导管连接情况以及源辫的磨损、驱动缆的磨损情况。

（5）探伤室的门机联锁、灯铃、警示标识是否正常，探伤前的人员清空。

（6）移动探伤分区的警戒线及警示标识，防止无关人员进入。

（7）源的盘存、源库的保卫及双人双锁管理制度健全。

（8）应急物资检查。

（9）监督检查：对制度的执行情况进行内部检查。

进行射线无损探伤工作之前，需要进行哪些检查？

29

应急预案的主要内容包括哪些？

辐射与健康科普丛书

核 工业应用

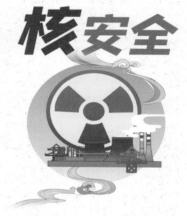

4·15全民国家安全教育日

核安全

防范核威胁和核攻击、防范核犯罪、核事故所造成的核危
害与在实现无核武器世界的条件下、确保核材料、核设施
的安全。

（1）总则：说明编制预案的目的、工作原则、编制依据、适用范围等。

（2）组织指挥体系及职责：明确各组织机构的职责、权利和义务。

（3）预警和预防机制：包括信息监测与报告、预警预防行动、预警支持系统、预警级别及发布（建议分为四级预警）。

（4）后期处置：包括善后处置、社会救助、保险、事故调查报告、经验教训总结及改进建议。

（5）应急响应：包括分级响应程序。

（6）保障措施：包括通信与信息保障，应急支援与装备保障，技术储备与保障，宣传、培训和演习，监督检查等。

（1）常见辐射应急事件

① 设备出现故障或违章操作。

② 源辫发生脱落、断裂并掉在源导管中。

③ 工作人员在收源导管时不经意间使源辫掉在地上。

④ 放射源被其他人员捡走。

（2）应急处理措施

① 辐射安全和防护负责人及辐射防护人员应及时到场。

② 禁止无关人员进入控制区。

③ 必须在辐射监测仪监测下并佩带个人剂量报警仪才能进入潜在高剂量或未知剂量的区域。

④ 必要时应向专业技术人员或放射源供

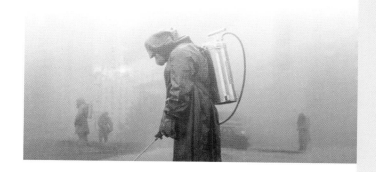

「核」工业应用

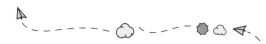

应商寻求支援，现场作业人员不可超越职责范围依靠个人技能及经验擅自行动。

（3）事件报告

① 射线探伤单位自发生（发现）事故起，2 小时内报告环保部门。

② 发生放射源丢失、被盗和故意引发的辐射事故，应同时报告公安部门。

③ 发生（发现）人员受照射剂量可能达到对人体产生危害时，应同时报告卫生主管部门。

第四章
核仪器仪表
及其他应用装置

工业生产的自动化和过程的科学控制一直是工业生产过程中提高产能、增加生产效率的主要方式。自动化生产本身是一个复杂的系统过程，涉及物料的进入、配比、反应、产品生成等生产流程，以及产品的质量保证和质量控制。核技术以核仪器仪表的形式参与工业生产自动化过程中的各个重要环节，发挥了重要的作用。但也由于核仪器仪表的广泛参与，所以在具体应用过程中我们需要注意相应的放射防护安全。

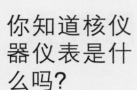

你知道核仪器仪表是什么吗？

(1) 核仪器仪表的概念

核仪器仪表是指利用放射性物质或 X 射线的特性，显示或测量被测物质或材料特性的仪器仪表或相应的设备。放射性物质一般用密封放射源，X 射线则由 X 射线机所产生，利用其放射性实现检测、分析或监视物质特性或内部信息的目的。

(2) 核仪器仪表的特点

① 不受温度、压力、湿度和流速等被测介质性质和状态的影响。

② 既可进行连续测量，也可进行定点检测。

③ 既能测液体，又可以测星粉粒体和块状等介质的物位，还可以测量比重差很小的两层介质的相界面位置。

④ 可以从容器、罐等密封装置的外部以非接触的方式进行测量，可以穿透各种介质，包括固体，所以受外界条件和内盛物料性质、形状以及内壁附着物的影响小，工作时稳定可靠。

⑤ 适合于特殊场合或恶劣环境下不常有人之处的物位测量，如高温、高压、强腐蚀、剧毒、有爆炸性、易结晶、强滞性、沸腾状态介质、高温熔融体等。

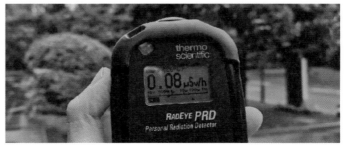

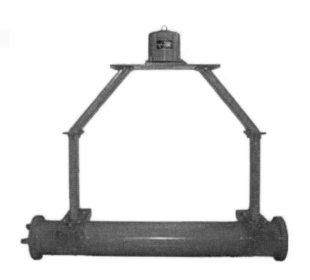

你知道核子秤吗?

核子秤是根据 γ 放射源射线与物质相互作用的原理制造的一种新型计量设备。它是利用放射性同位素放射出来的射线通过被测物质时,局部被探测器吸收或散射的作用而制造的。其主要由 γ 射线输出器、γ 射线探测器、速度测量装置和工控微机组成。

把放射源和射线接收器分别放在传送带的上下两侧,根据射线穿过传送带上物料的计数率,便可以连续称出输送物料的重量。物料尺寸越规则、均匀,则称量的准确度越高。

你知道核子料位计的制造原理吗？

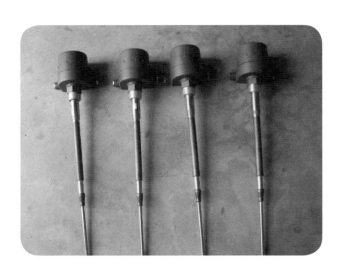

核子料位计是利用 γ 射线穿透各种物质时受到不同程度的强弱衰减的原理而制造成的。

核子料位计可以安装在被测量的各种形状的容器外部，用来检测该容器内储存的液体、浆体、固体物料的位置。

在石油工业上，可以检测密闭容器内石油产品的水平面；在钢铁工业上，可以测量连续铸锭机结晶槽中的钢水线，还可以测量炉内焦炭的装填程度；在水泥工业上，可以用来测量料面的高度和控制立窑装料的多少；在航空和宇宙飞船上，可以用来测量飞机或火箭的固体或液体燃料的消耗程度等等。

放射性同位素密度计在化学、橡胶塑料、造纸、水泥和水文学方面，广泛地被用来测量和控制各种浆液的密度以及河水中泥沙的含量，同时可以通过测定密度而间接地测定出双组分料液的浓度。根据物质对 γ 射线的吸收或散射与密度的关系，可以应用 γ 射线源设计出多种形式的放射性同位素密度计。

测量密度时，铯-137 放射源发出的 γ 射线进入被测材料，穿过被测材料的 γ 射线被装在仪器内的探测器(G-M 计数管)接收并给出计数。然后，微处理机对计数进行数据处理，得到被测材料的密度。如果材料的密度较低，穿过材料的 γ 射线就较强，探测器在单位时间内的计数就较高；反之，如果材料的密度较高，高密度材料对 γ 射线的屏蔽较强，在单位时间内的计数就较低。

你知道放射性同位素密度计的工作原理吗?

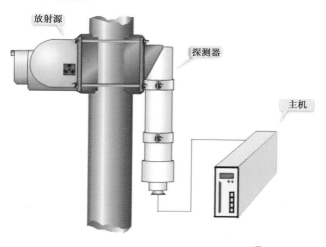

放射源

探测器

主机

5　你知道液位计吗？

液位计被广泛地用于工业生产过程中，对物料的密度、厚度、液位及两相液体的界面高度进行在线连续监测，并可参与生产过程的自动控制。特别适用于高温、高压、深冷、真空等特殊条件下的在线监测。

（1）测量原理

放射源发出的射线，透过溶液后被探测器所接收，以探测的透射计数可以求出液位高度（液层厚度）以及两相液体的界面高度。

（2）电器原理

液位计由放射源、探测器和智能化主机组成。探测器将接收到的射线转换为电脉冲信号，此信号经放大整形后，送入微型计算机进行处理。最后将测量结果显示打印，并转换成各种相应的输出信号进行越限报警和参与自调，实现自动控制。

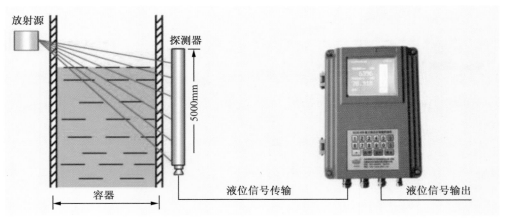

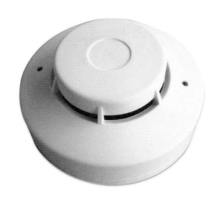

你知道离子感烟火灾探测器吗？

　　离子感烟火灾探测器是使用 α 辐射源使得两电极之间的空气电离，一旦两电极上出现少量电位差，就能允许电流通过其中的空气间隙。当燃烧产生的烟雾进入空气间隙时，电阻就会增加或减少，进而引起电流的变化，随后经放大并触发报警器。通常在一个探测器中使用两个性能匹配的密封放射源及其电离单元，利用其失衡来触发报警。

　　我国规定，在距离子感烟火灾探测器的任何可达表面 0.1 m 处的剂量当量率不得超过 1 μSv/h，表面 α 放射性污染不得超过 0.08 Bq/cm²，β 放射性污染不得超过 0.8 Bq/cm²。

你知道中子水分计的作用吗？

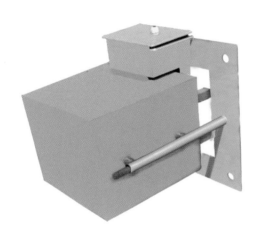

辐射与健康科普丛书

核工业应用

中子水分计具有快速、灵敏和廉价等特点，被广泛应用于工农业生产和科学研究等领域。例如：建筑中，搅拌混凝土时测定砂浆中的水分；道路建设中，测定土基的压实度；研究土壤水分对农作物生长的影响等。在中子测井、高炉炼铁、机械制造、生产玻璃等方面，中子水分计也发挥了独特的作用。

中子水分的测量方法很多，按测量原理分类，可分为中子减速扩散法、中子减速透射法、中子衰减法和中子散射法。

① 中子减速扩散法：当中子源放入待测物质后，中子源发射出的中子在该物质内被减速扩散，最后分布在中子源周围。对于超热中子，其空间分布接近高斯分布。

② 中子减速透射法：当快中子通过物质层时，由于与核进行散射碰撞，部分中子被减速，部分中子射出物质。透射束中的慢中子（或热中子）将随水分增大而增多。

③ 中子衰减法：当中子通过待测物质时，由于散射和吸收作用，中子束强度会被减弱，减弱程度主要由物质的水分、含硼量和含氢量等决定。

④ 散射法：当中子束被待测样品散射后，散射束的强度因水分不同而异，即随着水分增大而增大。

核子湿度密度仪可以快速、准确地测量各种土、沥青混凝土等建筑材料的密度和含水量，还可测量铁路和公路路基的湿度密度，也经常用于沥青路面测量，以确定混合料的压实率。

测量密度时，铯-137源发出射线进入被测材料，穿过被测材料的 γ 射线被装在仪器内的探测器（G-M 计数管）接收并给出计数，然后微处理机对计数进行数据处理，得到被测材料的密度。如果材料的密度较低，穿过材料的 γ 射线就较强，探测器在单位时间内的计数就较高。反之，如果材料的密度较高，高密度材料对 γ 射线的屏蔽较强，探测器在单位时间内的计数就较低。测量水分时，中子源发射的中子进入被测材料，高能中子与被测材料水分中的氢原子相互作用而降低能量成为慢中子，慢中子被仪器内的氦-3探测器接收。被测材料含水量大，慢中子数就多，探测器的计数就高，反之就低。最后，微处理机把接收到的计数通过数据处理，得到被测材料的水分量。

你知道工业上核子湿度密度仪的工作原理吗？

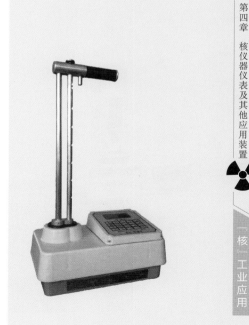

你知道气相色谱仪的结构与工作原理吗？

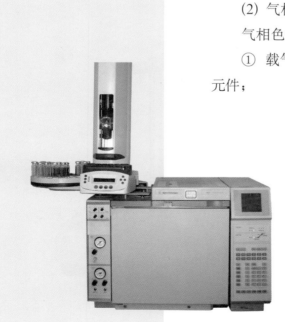

气相色谱仪被广泛应用于石油化工、食品安全、医药卫生、环境监测等多个领域。

(1) 气相色谱仪的工作原理

利用试样中各组分在气相和固定液体相间的分配系数不同，当汽化后的试样被载气带入色谱柱中运行时，组分就在其中的两相间进行反复多次分配，由于固定相对各组分的吸附或溶解能力不同，因此各组分在色谱柱中的运行速度就不同，经过一定的柱长后，便彼此分离，按顺序离开色谱柱进入检测器，产生的离子流讯号经放大后，在记录器上描绘出各组分的色谱峰。

(2) 气相色谱仪的各组成部分

气相色谱仪通常由下列五个部分组成。

① 载气系统：包括气源和流量的调节与测量元件；

② 进样系统：包括进样装置和汽化室两部分；

③ 分离系统：主要色谱柱；

④ 检测、记录系统：包括检测器和记录器；

⑤ 辅助系统：包括温控系统、数据处理系统等。

你知道 X 射线仪表有哪些吗？

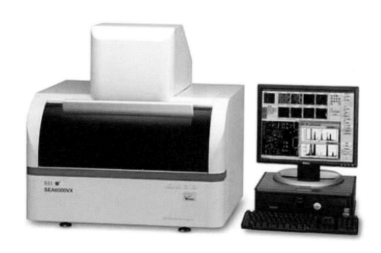

　　X 射线仪表有 X 射线衍射仪、X 射线荧光分析仪、电子线路板焊接质量检查装置等，这里统称为 X 射线仪表。X 射线仪表可分为闭束型和敞束型两类。闭束型仪表在结构上能防止人体的任何部分进入有用射线区域。敞束型仪表现在结构上不完全符合闭束型仪表特征，操作人员身体的某部分有可能意外地进入有用射线区域。

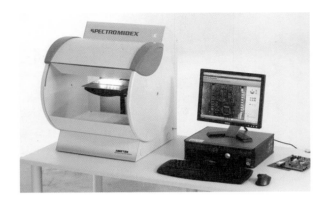

你知道X射线荧光分析仪吗？

11

X射线荧光分析中一般采用相对测量方法，为了得到待测样品中某元素的含量，要用已知含量的标准样品来刻度仪器，标准样品应尽可能与待测样品一致。在实际测量中，待测样品除被激发外，还会发生相干散射和非相干散射，基体和周围材料的散射也会进入探测器，从而造成很大的本底计数。因此，源、探测器、准直和屏蔽材料的选择与分析灵敏度有极大的关系。

X射线荧光分析仪具有以下特点：

① 分析的元素范围广，4Be 到 92U 均可测定。

② 荧光X线光谱简单，样品不必分离，分析方法比较简便。

③ 分析浓度范围较宽。

④ 分析样品不被破坏，分析快速准确，便于自动化。

你知道 X 射线衍射仪吗？

（1）概述

X 射线衍射技术是利用 X 射线在晶体、非晶体中衍射与散射效应，进行物相的定性和定量分析、结构类型和不完整性分析的技术。X 射线衍射仪较确切的名称是多晶 X 射线衍射仪或粉末 X 射线衍射仪。运用 X 射线衍射仪可以获得分析对象的粉末 X 射线衍射图谱。

（2）工作原理

绝大部分固态物质都是晶体或

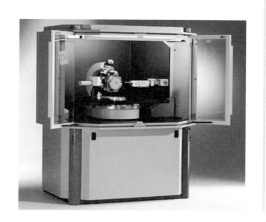

准晶体，它们能够对 X 射线产生各具特征的衍射。所谓衍射，即入射到物体的一小部分射线出射时方向被改变了，但是波长仍保持不变的现象。用适当的方法把这些衍射线记录下来就得到各式各样的 X 射线衍射图谱。如同光栅对可见光产生的衍射图谱取决于光栅的结构一样，每种对 X 射线产生衍射的物质其 X 射线衍射图谱取决于该物质的结构。可以说，每种物质的 X 射线衍射图里都携带着丰富的该物质结构的信息。分析样品对 X 射线衍射产生的图谱，解读这些图谱，便可以对样品的结构进行研究和测定。"看清楚"样品的结构，进而能够从"结构"的深度探究样品的性能属性的根源，这就是所谓的 X 射线衍射分析法。

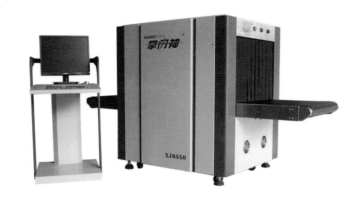

X 射线行李包检查系统的工作原理是什么？

（1）X 射线行李包检查系统工作原理

行李进入 X 射线检查通道，将阻挡包裹检测传感器，检测信号被送往系统控制单元，产生 X 射线触发信号，触发 X 射线源发射 X 射线束。一束经过准直器的非常薄的扇形 X 射线束穿过输送带上的被检物品，X 射线被被检物品吸收，最后轰击安装在通道内的半导体探测器，探测器把 X 射线转变为电信号，这些很弱的电流信号被放大，并送到信号处理机箱做进一步处理。

当检查被检物时，非常薄的扇形 X 射线束一线一线地扫过被检物，相当于对被检物进行切片。图像采集系统收集并存储每一扫描线的图像信息，从而得到被检物的整个图像信息。

（2）集装箱检查系统所用加速器的优缺点

① 加速器的优点是：射线源是开关式的，加速器不通电就没有射线；可根据实际需要选用不同能量的加速器。

② 加速器的缺点是：价格比较贵，运行维护也需较高的费用与专业的技术。

(1) X 射线荧光分析仪的工作原理

不同元素的壳层电子受激发后，其退激时，会发射不同能量的特征 X 射线，它们与元素所处的物理和化学状态几乎无关。X 射线荧光分析仪根据测量到的特征 X 射线的谱峰的能量信息即可以判断元素的种类，而根据谱峰的强度就可以分析出各元素的含量。由此，可进行对待测物质的定性和定量分析。

(2) X 射线荧光分析仪常用的探测器类型

测量 X 射线经常用的探测器有以下三种：

① 带 Be 窗的薄 NaI（T1）闪烁探测器；

② 带 Be 窗的正比计数器；

③ Si(Li) 或平面 Ge 半导体探测器。

前两种适合在现场和野外使用，第三种适合实验室使用。

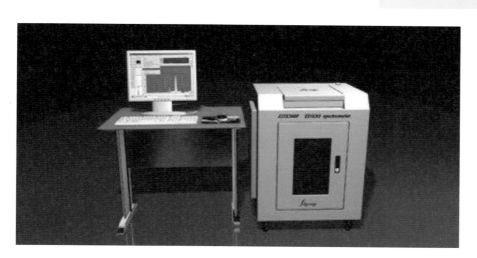

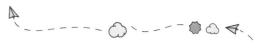

你知道X射线也能检查电路板吗？

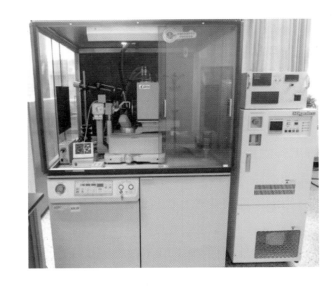

分析物质中异物形态，如在医学上进行人体 X 光透视（诊断放射线学和治疗放射学），在工程技术上（材料测试、食品检测、制造业、电器、仪器仪表、电子、汽车零部件、生物学、军工、考古、地质等领域）进行 X 射线探伤等。

X 线机工作原理：利用 X 射线的透射原理，X 射线发生器发射出的 X 射线穿透电路板后，在接收装置上形成影像，经放大后在显示屏上形成影像，由此可以判断电路板的内部情况。

16 你知道使用密封源仪表时有什么安全防护的管理措施吗？

（1）密封源操作和管理人员须掌握一定的安全防护知识和技能。

（2）制定科学的仪表操作规范和规章制度。

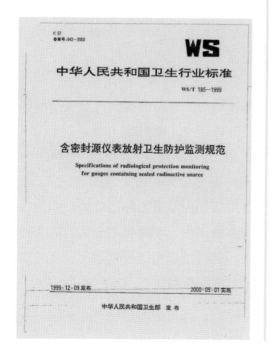

（3）按防护最优化原则，采取有效防护措施，尽量使受照剂量控制在低水平。

（4）对可能发生的密封源事故应有预防和应急救援措施。

（5）密封源更换容器时，应有专业防护人员负责现场操作剂量监测。

（6）密封源装置野外作业时，在有用线束投照方向应划定一定范围的控制区。

（7）应至少每年进行一次设备防护性能及安全设施检验。使用含密封源仪表的工作人员不能自行拆卸含密封源仪表的源与探测器系统，防止损坏放射源而造成泄漏污染。

（8）维修、安装、保管含密封源仪表的人员要佩带个人剂量计，并定期监测和建立个人剂量档案。

核 工业应用

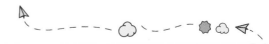

你知道中子湿度计吗?

辐射与健康科普丛书

核工业应用

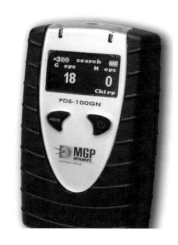

中子湿度计是利用中子来测量介质中的含水量,可用于铁矿石烧结过程中的测水工艺、建筑材料混凝土拌料过程含水量测定和沙土中含水量的测定。

中子湿度计由带电缆的探头、湿度指示器和校正器三部分组成。放射源一般为 241Am–Be 中子源,固定装在探头内。校正器是用两层铁皮制成的圆形套筒,内灌含硼 5% 的工业石蜡,也有用铝桶加灌聚乙烯制成的,作为校正湿度计探测效率用。平时带中子源的探头插入校正器内,起防护作用。校正器上装有可加锁的装置,可将探头锁在校正器内。

核子湿度密度计采用了放射性同位素方法，即用中子测水和 γ 射线测密度的方法相结合，该方法可以无损检测土壤含水量和干容重，可用于公路、铁路、机场跑道、堤坝、市政工程、水利工程等建筑施工中的土石料、混凝土沥青等干湿容重及含水量的检测，还可以对路面、路基坝面等碾压质量加以控制。

核子湿度密度计的特点：

① 重量轻，便携，可以单人操作。

② 仪器内置时钟和日历，测试时的时间和日期与测试结果同时显示、同时保存，可以和测试数据同时下载到计算机上或通过打印机打印出来。工作人员再也不必费力地为每个测试数据标上时间和日期。

③ 制作工艺精益求精，机器外壳的主体用高强度的铝合金制成，重量轻，抗撞击，坚固耐用。底座采用不锈钢制作，所有电子系统防尘防水，电路板均喷漆保护，以消除各种恶劣环境对测试结果的影响。

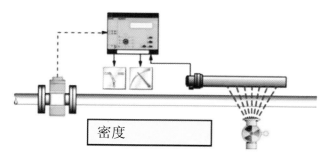

你知道核子湿度密度计的具体应用和特点吗？

核工业应用

你知道常见的辐射事故（故障）有哪些吗？

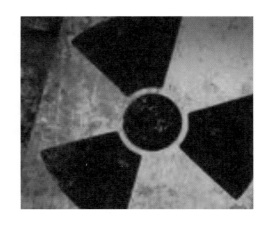

辐射与健康科普丛书

核工业应用

（1）常见的辐射事故

① 核仪器仪表出现质量问题，导致源脱落；

② 管理不到位，包括放射源在内的仪器设备被盗；

③ 运输中保管不善，源丢失；

④ 测井中放射源坠落；

⑤ 故障维修中源下落不明；

⑥ 仪器失控或长时间近距离靠近辐射源，造成超辐射剂量照射。

（2）预防辐射事故的措施

核仪器仪表工作单位是防止发生事故的主体，负责处理辐射事故和减少事故损失。制定的应急预案或措施，要针对本单位的核仪器仪表的使用特点，内容应当尽可能全面、具体，提高可操作性。

如果发生辐射事故，你知道辐射工作单位一般怎么处理吗？

发生辐射事故后，辐射工作单位是处理辐射事故的主体，应积极主动做好事故处理的各项工作。

（1）应当立即启动预先制定的应急方案，采取应急措施，并时刻检查所采取措施的有效性，直至事故处理全部结束。

（2）在2小时内填写辐射事故初始报告表，向当地环境保护主管部门、公安部门、卫生行政部门报告事故的时间，自发生（发现）事故起不宜超过2小时。

（3）所有事故都应该报告环境保护主管部门，有关放射源丢失、被盗和可疑故意引起的辐射事故都应同时报告公安部门。

（4）如果发生人员受照射剂量可能达到对人体产生危害时，应同时报告卫生行政部门。禁止缓报、瞒报、谎报或者漏报辐射事故。

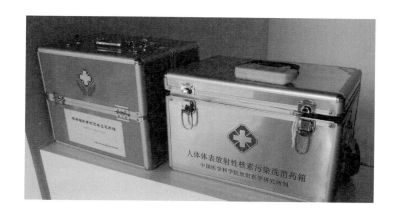

如果发生辐射事故，你知道管理部门应该采取哪些应急措施吗？

（1）立即疏散现场人员，封锁现场，切断一切可能扩大污染范围的环节，迅速开展检测，严防对食物、畜禽及水源的污染。

（2）对可能受放射性污染或者辐射损伤的人员，应立即采取暂时隔离和应急救援措施，在采取有效个人安全防护措施的情况下对被污染的人员进行去污，并根据需要实施其他医疗救治及处理措施。

（3）迅速确定放射性同位素的种类、活度，确定污染范围和污染程度。

（4）组织专业技术人员清除污染，整治环境，在被污染现场未达到安全水平以前，不得解除封锁。

（5）发生人体受超剂量照射事故时，事故单位应当迅速安排受照人员接受医学检查或者在指定的医疗机构救治，同时对危险源采取应

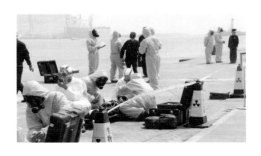

急安全处理措施。

（6）过量受照人员的医学检查分为早期医学检查和远期效应医学检查。早期医学检查是指受照后进行的医学检查。除进行早期医学检查外，尚需根据其受照和损伤程度进行长期效应的观察和随访。

（7）对可能造成辐射伤害的人员，事故单位应立即将其送至辐射事故应急定点医院，进行检查和治疗；或者请求辐射事故应急定点医院立即派人赶赴事故现场，采取救治措施。

对 β、X、γ 射线或中子辐射所致的外照射个人剂量监测，要针对射线的种类、辐射场的强度，选用灵敏度高、体积小、便于携带的一种或两种以上的剂量计。

个人剂量计类型有：胶片个人剂量计、辐射致荧光玻璃个人剂量计、核乳胶快中子个人剂量计、固体径迹中子个人剂量计、热释光个人剂量计、光致光个人剂量计、袖珍照射量计等。如佩带热释光剂量计或其他个人剂量计，应佩带在身体上具有代表性的部位或需要观察监测的特定部位，用于全身测量一般佩带在胸前。

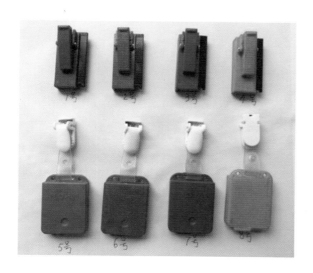

你知道在辐射场所工作选用的剂量计具有什么特点吗？

23

你知道如何对放射性测井仪器进行安全防护吗?

（1）放射源要保管好。不用时，放在源库的水泥柜内，并加上锁。运输时，必须有专车并加锁固定，无关人员不得随车同行。放射源从仓库到现场，都须有专人负责，防止丢失。

（2）射线测井过程中的危害，主要是 γ 射线或中子射线的外照射，因此必须充分利用时间、距离和屏蔽三因素进行防护。

（3）将贮源罐由车上卸下来，必须由两人用工具抬至探井边，绝对禁止一人肩扛。

（4）向探头内装、卸放射源（盒）时，事先要做好一切准备，检查探头、源盒、长柄工具、贮源罐等。操作时尽量使用长柄工具，动作要准确、迅速。

（5）运输放射源的防护容器要做好安全防护。

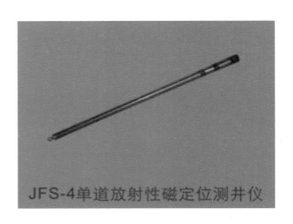

JFS-4单道放射性磁定位测井仪

使用的 β 源活度通常在 40 MBq～40 GBq 范围内,而 γ 源活度通常在 0.4～40 GBq 范围内。如果辐射穿透的物质几何条件不变,即穿过厚度不变的物质、管道或容器,则探测器就能够检测或反映出辐射所穿透的物质密度的变化。如果辐射穿过密度较大的物质,其减弱的程度就会增加,而计数率就会降低。探测器能以同样的原理测出密度的减少,这就是透射式密度计的基本原理。

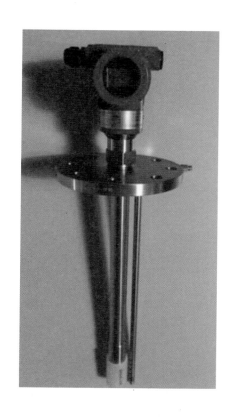

25

你知道静电消除器是怎么清除静电的吗?

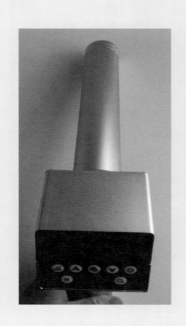

(1) 静电消除器的工作原理

利用放射性同位素制成静电消除器, 安放在易产生静电的地方。由于静电消除器不断放出的射线能使空气电离, 在静电表面与消除器之间形成通路, 使累积的静电泄漏或被中和, 从而消除静电。

(2) 静电消除器的三种类型

① 外施电压式静电消除器: 给针状或细线状电极外施加高电压, 发生电晕放电产生离子, 一般印刷机上用的晶体管静电消除器就属此类。

② 自放电式静电消除器: 把导电纤维、导电橡胶或导电金属材料等做成针状或细线状电极并很好地接地, 利用带电体本身的电场产生电晕放电生成离子, 中和带电体上的电荷。

③ 放射性元素除静电器: 利用放射性同位素的电离作用即电离空气生成离子, 中和带电体上的静电。

你知道水泥厂的料位计吗？

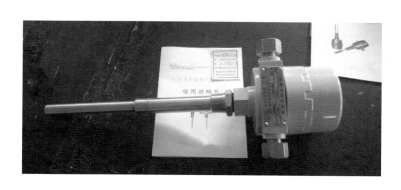

按生产工艺要求，料位测量装置有两类：一是极限料位检测，即料位开关，一般有上、下限两个检测点，一旦料面达到预先设定的料位，即发出控制信号，使给料或卸料设备进行相应的动作；二是连续料位测量，有定时测定和需要时进行测定两种工作方式，用于需要较精确掌握料面高度的场合。有时为较好地满足工艺要求，在一个料库上既设置连续测量的料位计，又配置固定高度的料位开关，即两种料位机各司其职，互相补充。

使用时，铅罐和探头放在机立窑料封管的两侧。γ射线穿过料封管被探头接收，探头根据接收到的γ射线量，将信号反馈到控制室的主机上，当显示为"满料"时，主机就启动电振动筛，成熟的水泥就卸料。水泥料位下降到某一高度，主机显示"空料"，同时停止振动筛，就停止卸料。正常运转情况下，只需值班人员巡视。在安装调试好后，无需接触放射源。

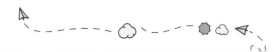

27

你知道含有密封源的仪表一般是怎么运输的吗?

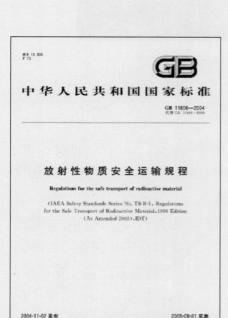

（1）密封源运输车辆不得混装易燃、易爆等危险品。

（2）密封源运输车辆应具备防止密封源丢失、颠覆散落或被盗等安全措施。

（3）密封源到货后，应进行包装箱表面污染辐射水平及剂量率监测，核对检测结果与供货单位提供的产品合格证书是否相符。

（4）装载密封 γ 放射源的运输容器应设有能证明确实未被开启的"铅封"之类标志物。

（5）常规运输条件下，在交通工具外表面任意一点辐射的空气比释动能率不得超过 2 mGy/h，在距其表面 2 m 处的任意一点不得超过 0.1 mGy/h。

（6）专载运输条件下，车辆外表面任意一点或在车辆外缘垂直投影面上，在货包表面和车辆下部外表面任意一点辐射的空气比释动能率不得超过 2 mGy/h，在距其车辆外侧面 2 m 处的任意一点或在离车辆垂直平面外 2 m 远任意一点辐射的空气比释动能率不得超过 0.1 mGy/h。

28

你知道放射性同位素测厚仪吗?

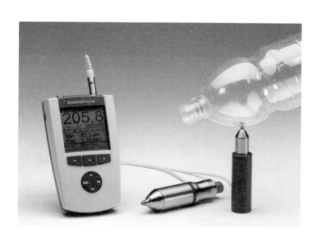

放射性同位素的检测方法和仪器核辐射与物质间的相互作用是核辐射检测方法的物理基础。放射性同位素发出的射线与物质相互作用,会直接或间接地产生电离和激发等效应,利用这些效应,可以探测放射性的存在、放射性同位素的性质和强度。

用来记录各种射线的数目、测量射线强度、分析射线能量的仪器统称为检测器。

放射性同位素测厚仪对被测材料的厚度或单位面积质量进行非破坏性测量,按辐射方式可分为穿透式(透射式)和反散射式两种,其工作原理是,放射性同位素放射出的射线,在通过被测物质时,局部被物质吸收,或被物质散射,用探头测量透射射线或散射射线的强度,就能计算出物料的厚度。测厚仪可以自动检测连续生产过程中的金属板、薄膜、纸张和镀层的厚度,通过自动控制系统,对生产线的产品厚度进行调节,实现厚度自动控制。

第四章 核仪器仪表及其他应用装置

核 工业应用

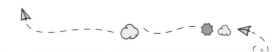

29

你听说过 γ 射线测井仪吗？

非弹性散射伽马能谱测井又称为C/O 测井，是通过沿钻孔测量岩层的自然 γ 射线强度，研究岩层划分与地层对比等的测井方法。

由于不同元素的核从基态变为激发态时所需的能量不同，所以中子与各种元素核发生非弹性反应时所诱发的伽马射线能量也不同。因此，对于非弹性散射伽马射线进行能量和强度分析，就可以确定地层中元素（碳和氧）的含量，进而获取地层的（剩余）含油饱和度。γ 射线测井仪适用于低矿化度地层水环境。

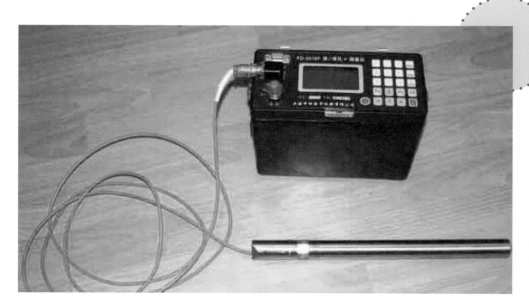

第五章
开放型放射性
同位素的利用

　　前面几章用到的辐射源要么是射线装置，要么是密封的 γ、β 放射源。工业生产尤其是新技术、新工艺研发过程中，为取得各种控制参数或优化数据，需要了解某种物料在反应过程或生产过程中的去向、流程、分布以及最终的形态特征，以建立概念模型、数学模型乃至最后的生产模型。这类核技术的工业应用形式称为放射性同位素示踪。

放射性同位素示踪技术的基本原理是什么？

放射性同位素示踪技术是对一体系中本体物质或材料（主群体）的特征和行为进行示踪考察的一种信息获取技术。示踪物质的数量不影响主群体物质的行为，且示踪物质的数量是可测的。

物理示踪是利用放射性同位素示踪剂掺混在被示踪的系统（主群体物质）中，通过核仪器检测追踪主群体物质信息，且不要求放射性示踪剂与系统中主群体物质在化学上具有同一性。

化学示踪是用在化学上与主群体物质相同的放射性同位素（或其标记化合物）作为示踪剂，参与考察与追踪被示踪物质（主群体）的运动、反应和代谢过程，从而获得主群体的信息。

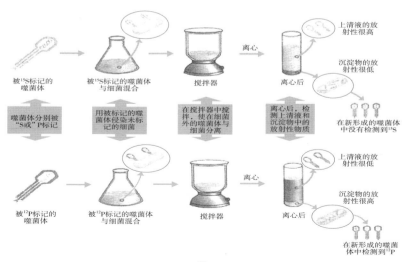

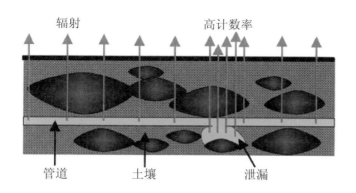

辐射　　　　　　高计数率

管道　　　　土壤　　　　泄漏

与传统的示踪技术相比，放射性同位素示踪技术具有显著的优点。

① 同质性：任何一种元素的各种同位素，其物理化学性质可以认为是相同的。

② 抗干扰性：放射性同位素衰变时放出的射线是这类示踪物质特有的性质，不受系统中其他物质与条件的影响与干扰。

③ 高灵敏性：放射性示踪具有较高的灵敏度，少量放射性物质即可产生响应。

④ 操作方便：放射性示踪不需要经过繁杂的分离纯化步骤可直接获得示踪信息。

⑤ 安全性：严格遵守辐射防护规程，可确保人员与环境安全。

第五章　开放型放射性同位素的利用

「核」工业应用

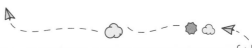

3

用于示踪实验的放射性
同位素要符合哪些要求？

　　根据实验目的和实验周期选择半衰期合适的放射性同位素；辐射类型一般选择发射 β 和 γ 射线的放射性同位素；示踪剂辐射能量的选择取决于所用的探测手段以及屏蔽方式；原始的比活度必须足够高；在可能的情况下尽量避免使用高毒性的放射性同位素。

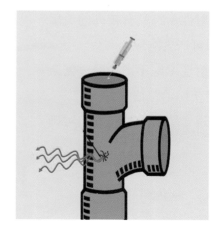

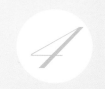

从优势上来说，放射性同位素示踪技术可对物料的运动和工业过程进行跟踪，从而获得各种参数，为建立更符合实际的概念模型和数学模型奠定基础，进而为优化工艺设计、提高设备效率与解决现场问题提供宝贵的依据。

与常见的野外示踪技术相比，放射性同位素示踪技术的缺点有：

① 应用内容具有多样性，经常涉及跨学科和跨部门的高技术转移，因而推广普及有一定难度。

② 日益严格的环境保护规定和用户的心理障碍。

放射性同位素示踪技术在工业上的最大优势是什么？

核 工业应用

5

你知道氪-85放射性气体的污染防治及安全管理措施有哪些吗？

工业应用场合从污染防治和管理角度对氪-85放射性气体进行安全性考量。

① 明确位置：含氪-85气体的放射性气瓶应存放在生产线上的铅柜内，在铅柜上粘贴电离辐射标识，设置电离辐射警告标识。

② 制度管理：建立辐射安全管理制度、放射性气瓶使用制度、人员培训制度等。

③ 据实备案：放射性气瓶由供应商提供，并报有关环保部门备案。

④ 安全防护：在放置放射性气瓶的铅柜外划定 1 m 的辐射防护距离。

⑤ 加强通风：在操作位上方安装抽风系统。

⑥ 妥善回收：放射性气瓶退役后将由供应商回收。

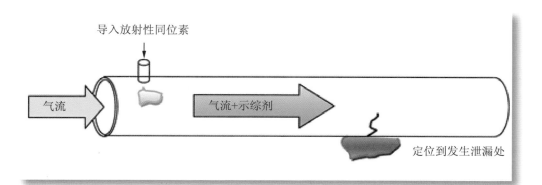

导入放射性同位素

气流

气流+示综剂

定位到发生泄漏处